肾上腺手术图谱
Atlas of Adrenal Surgery

主　编　Alexander Shifrin

主　审　张小东

主　译　宋黎明　张玉石

译　者（按姓氏音序排列）

陈　鑫　北京医院
樊　华　北京协和医院
郝钢跃　首都医科大学附属北京友谊医院
胡小鹏　首都医科大学附属北京朝阳医院
刘　磊　北京大学第三医院
宋黎明　首都医科大学附属北京朝阳医院
王保军　解放军总医院
于路平　北京大学人民医院
张　争　北京大学第一医院
张小东　首都医科大学附属北京朝阳医院
张玉石　北京协和医院

人民卫生出版社

图书在版编目（CIP）数据

肾上腺手术图谱/（美）亚历山大·希夫林（Alexander Shifrin）主编；宋黎明，张玉石主译 . —北京：人民卫生出版社，2020

ISBN 978-7-117-29472-0

Ⅰ.①肾… Ⅱ.①亚… ②宋… ③张… Ⅲ.①肾上腺疾病-泌尿系统外科手术-图谱 Ⅳ.①R699.3-64

中国版本图书馆 CIP 数据核字（2019）第 297889 号

人卫智网　www.ipmph.com　医学教育、学术、考试、健康，购书智慧智能综合服务平台
人卫官网　www.pmph.com　人卫官方资讯发布平台

版权所有，侵权必究！

图字：01-2019-5540

肾上腺手术图谱

主　　译：宋黎明　张玉石
出版发行：人民卫生出版社（中继线 010-59780011）
地　　址：北京市朝阳区潘家园南里 19 号
邮　　编：100021
E - mail：pmph @ pmph.com
购书热线：010-59787592　010-59787584　010-65264830
印　　刷：三河市宏达印刷有限公司（胜利）
经　　销：新华书店
开　　本：889×1194　1/16　印张：5.5
字　　数：127 千字
版　　次：2020 年 4 月第 1 版　2020 年 4 月第 1 版第 1 次印刷
标准书号：ISBN 978-7-117-29472-0
定　　价：98.00 元

打击盗版举报电话：010-59787491　E-mail：WQ @ pmph.com
质量问题联系电话：010-59787234　E-mail：zhiliang @ pmph.com

译者序

肾上腺是人体的内分泌腺体，具有多种功能，通过分泌激素对人体的血压、血糖、电解质以及性功能等发挥极为重要的调节作用，甚至还参与某些恶性肿瘤的发生发展。随着影像学技术的进步，如CT、MRI、彩色超声等，越来越多的肾上腺偶发瘤得以诊断。其中，库欣病占7%、嗜铬细胞瘤占5%、肾上腺皮质癌占5%、转移癌占2.3%、醛固酮增多症占1.2%，值得注意的是偶发瘤中，74%是无功能腺瘤。肾上腺疾病的检出率给临床医生提出很多值得思考的问题，如：各种不同的肿瘤如何鉴别？肾上腺皮质中球状带、束状带、网状带以及髓质异常所致的临床表现不同，通过影像学、实验室检测、药物诱发功能试验如何诊断？精准医学的概念在肾上腺疾病的诊治中需要更好的体现，然而，遗憾的是外科医生往往会忽略这些，使得有些检查比较盲目，有些治疗比较粗线条，有些治疗方法存在争议。

腹腔镜技术在泌尿科早期多用于肾上腺手术，该技术发展至今已经涵盖了绝大多数的肾上腺手术。但临床实践也告诉我们并不是所有的肾上腺手术都适用腹腔镜技术。再则，即使是腹腔镜手术，也存在着经腹膜后入路和经腹腔入路，也要考虑腹腔镜通道建立的体表部位和通道数量。肾上腺腹腔镜手术（包括机器人手术）有四种不同途径，分别是经腹腔（腹膜）途径、侧卧位后腹腔途径、俯卧位后腹腔途径和经胸腔经膈肌途径。而国内学者采用最多的是前两种。

泽西海滨大学医学中心外科医生Alexander Shifrin教授主编的《肾上腺手术图谱》汇集了美国内分泌外科学会的肾上腺外科专家的手术经验，重点介绍经腹腔（腹膜）途径和俯卧位后腹腔途径腹腔镜或机器人肾上腺手术。本书的特点是以手术图解为主，每一章都附有典型病例，包括临床表现、关键诊断依据等，具有思路清晰、手术操作简明等优点。

本书的译者均来自北京各大医院的泌尿外科临床一线，他们都是北京医学会泌尿外科学分会肾上腺外科学组的专家。本书的翻译力求"原汁原味"，也许存在译者理解的不同，欢迎同道批评指正，更希望泌尿外科医生、护士以及医学生能够从中获益。

张小东　医学博士
首都医科大学附属北京朝阳医院泌尿肾病中心主任
北京医学会泌尿外科分会常委兼肾上腺外科学组组长
2019年11月

本书的出版是为了纪念我的父亲，Leonid Shifrin 先生——一名医药工程师和血栓弹性描记仪的发明者，还有我的叔叔——小儿外科医生 Vadim Shifrin 博士。

致我的母亲，Margarita Shifrin 女士，感谢母亲的爱与无尽的支持。

致我可爱的孩子们，Michael、Daniel、Benjamin、Julia、Christian 和 Liam，是他们赋予我对生活的期许和希望。

致我一生的最爱，Svetlana L. Krasnova，感谢她所给予的爱、耐心和鼓励。

前 言

微创手术已成为治疗肾上腺肿瘤的标准手术方法。与胆囊切除术一样，大多数肾上腺切除术的当前手术方法是通过经腹腔入路，或经腹膜后入路进行。

《肾上腺手术图谱》旨在说明如何通过使用不同的方法进行成功的肾上腺切除术。丰富的解剖学知识和精确的手术技术仍然是高质量手术的基础。图谱由著名的内分泌外科医生撰写，他们是该领域的专家，是美国内分泌外科学会的成员，他们不仅参与教学和出版，而且还熟练掌握了这种手术技术并使其进一步优化乃至完美！

本图谱包括经腹腔入路、经腹膜后入路和机器人辅助腹腔镜肾上腺切除术。每种术式均包括右肾上腺切除术和左肾上腺切除术。每章都以一个案例描述开始，该案例限定了手术的主要环节。在手术中拍摄的每张图像都附有相应的模式图，以便于理解解剖结构和手术步骤。图谱还列出了手术的一些常见误区，以避免并发症，提高治疗结果。

我们希望这个图谱能为所有外科医生、刚刚开始职业生涯的医生以及那些处于更高级阶段的、并且正在探索肾上腺切除新技术的医生提供必不可少的知识来源。

Alexander Shifrin, MD, FACS, FACE, ECNU, FEBS

Neptune, NJ, USA

致　谢

本图谱涵盖了肾上腺手术的全部范畴,这有赖于团队的共同努力,有赖于每一位同事的贡献。假如没有他们对我的信任,没有他们的热情和支持,没有他们在时间和精力上的奉献,我们就不可能实现这一目标。在此,要特别感谢 William Inabnet、Nancy Perrier、Quan-Yang Duh 和 Laurent Brunaud 教授,没有他们,这个图谱将永远无法面世!

非常感谢我的老师们,他们一生都致力于外科学,是他们引导我成为外科医生,并鼓励我编纂本图谱,他们是:Ali Bairov 博士、Steven Raper 博士、William Inabnet 博士、John Chabot 博士、Jerome Vernick 博士和 Martin Walz 博士。

特别感谢参与图谱制作的 Springer 艺术家们;感谢我的朋友——内分泌学家和艺术家 Cheryl Rosenfeld 博士,是他帮助我启动了这个项目;感谢执行编辑 Richard Hruska 先生;感谢 Springer 高级编辑 Lee Klein 先生的辛勤工作和奉献精神。

最后,我要感谢 Springer 的全体员工,他们从本图谱的最初构思开始就给予了大力支持,并自始至终保持高度热情。

目　录

第一章　腹腔镜下经腹腔左肾上腺切除术 ·· 1

第二章　腹腔镜下经腹膜右肾上腺切除术 ·· 6
　　病例简介 ·· 6
　　手术步骤 ·· 6

第三章　腹腔镜下经腹腔右肾上腺切除术 ·· 13
　　术前准备 ·· 13
　　手术要点与难点 ·· 13

第四章　腹腔镜下经腹腔左肾上腺切除术 ·· 20
　　概述 ·· 20
　　手术要点与难点 ·· 20

第五章　俯卧位后腹腔镜下右肾上腺切除术 ·· 27
　　手术要点 ·· 27
　　病例简介 ·· 28
　　手术步骤 ·· 28

第六章　俯卧位后腹腔镜下左肾上腺部分切除术 ···································· 36
　　概述 ·· 36
　　手术要点 ·· 36
　　病例简介 ·· 37
　　手术步骤 ·· 37

第七章　俯卧位后腹腔镜下保留皮质右肾上腺切除术 ··························· 45
　　概述 ·· 45
　　手术步骤 ·· 45
　　病例简介 ·· 51

第八章　机器人辅助经腹膜左肾上腺切除术 ················· 53
  病例简介 ············· 53
  手术步骤 ············· 53

第九章　机器人辅助经腹膜右肾上腺切除术 ················· 64
  病例简介 ············· 64
  手术步骤 ············· 64

第十章　机器人辅助经腹腔右肾上腺切除术 ················· 71
  概述 ············· 71
  手术步骤 ············· 71
  讨论与缺陷 ············· 71

第一章

腹腔镜下经腹腔左肾上腺切除术

Frederick Thurston Drake, Quan-Yang Duh

图 1-1 和图 1-2 为左肾上腺肿物患者 CT 影像。施行气管插管全身麻醉后,将患者置于右侧卧位,受压部位以软垫保护。两臂部分外展,形成舒适的"拥抱"状,右臂置于带软垫的托手板上,左臂置于枕头或升高的托手板上。右腋下放置软垫,以防止臂丛神经损伤和麻痹。我们通常使患者稍微后仰,而非完全的侧卧位。暴露患者左侧腰腹部,右侧肋骨下方应对齐在手术台的"腰桥"位置,当抬高"腰桥"时,肋缘和髂嵴之间的空间变宽,为腹腔镜器械提供了更多的操作空间。理论上讲,这种体位使得肾脏的上极恰好对齐手术台的腰桥位置。

我们通过 Veress 气腹针技术在锁骨中线(Palmer Point)穿刺建立气腹,然后以相等的间隔建立其他三个穿刺孔,其中最后一个穿刺点在腋前线(图 1-3)。我们使用 11mm 穿刺套管四枚,将腹腔镜通过 2# 套管进入,助手器械(用于牵拉)通过 1# 套管进入。主刀医生器械通过 3# 和 4# 套管操作。

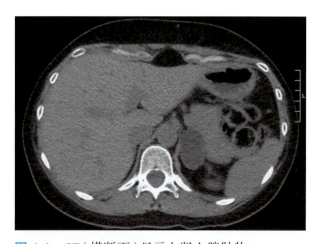

图 1-1　CT(横断面)显示左肾上腺肿物

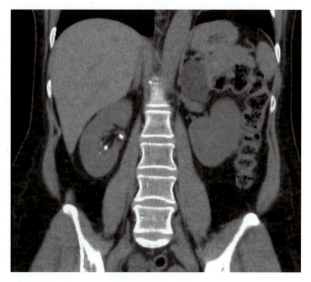

图 1-2　CT(冠状面)显示左肾上腺肿物

Electronic Supplementary Material The online version of this chapter (https://doi.org/10.1007/978-3-030-01787-3_1) contains supplementary material, which is available to authorized users.

F. T. Drake (✉)
Department of Surgery, Boston University School of Medicine, Boston, MA, USA
e-mail: thurston.drake@bmc.org

Q.-Y. Duh
Department of Surgery, University of California, San Francisco Mt. Zion Medical Center, San Francisco, CA, USA

© Springer Nature Switzerland AG 2019
A. Shifrin (ed.), *Atlas of Adrenal Surgery*, https://doi.org/10.1007/978-3-030-01787-3_1

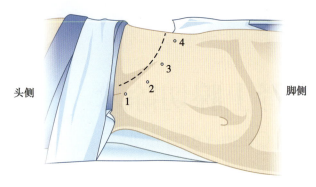

图 1-3　腹腔镜左肾上腺切除术的患者体位。头部在图像的左侧，约束带跨过患者的胸部。肋缘下（虚线）的数字代表四个穿刺孔

结肠脾曲的位置变异度很大，而手术往往需要首先打开结肠脾曲的腹膜，才能显露其后的腹膜后结构（图 1-4），具体而言包括：Gerota 筋膜、胰尾和脾脏的后面。这可能需要切开降结肠 Toldt 白线的上方，并沿其从远端向近端切开和牵拉，从而暴露脾曲的外侧和上方。至此，腹膜后结构方得以显露（图 1-5）。

此时可能会遇到左肾上腺切除术中的一个误区：即解剖层面的误判。尤其对于腹腔内脂肪特别多的肥胖男性，这可能更容易犯错。在脾/胰腺（在前）和肾/肾上腺（在后）之间寻找正确的层面至关重要（图 1-6）。通常可能会出现两种错误：或者进到肾脏后方，或者进到胰腺和脾脏之间。一旦确定了正确的层面，就可以用电钩将周围的结缔组织逐层分离。这种游离大多可以沿着相对无血管的网状层面进行。当把脾脏和胰腺向内侧翻转时，我们可以看到膈肌后部和胃底。

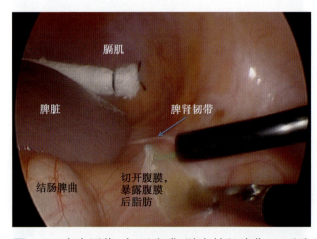

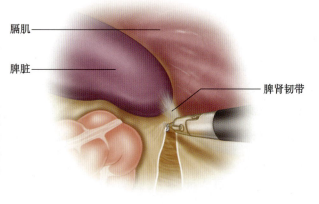

图 1-4　术中图像：打开腹膜，游离结肠脾曲，显示腹膜后脂肪

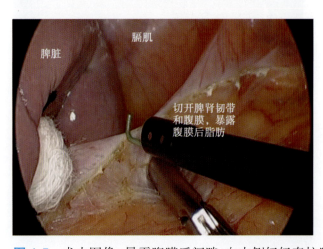

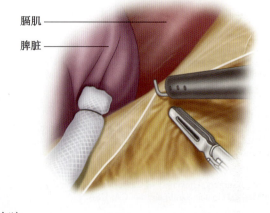

图 1-5　术中图像：暴露腹膜后间隙，向内侧轻轻牵拉脾脏

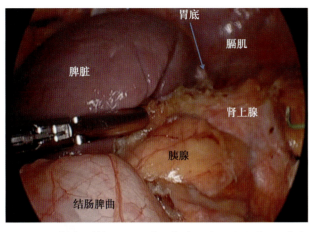 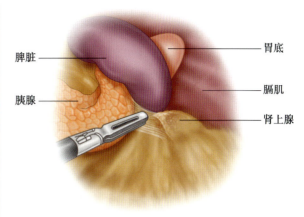

图 1-6 术中图像：显示脾、胰腺、膈肌和左肾上腺之间的解剖关系

通常，膈下静脉在此处沿着肾上腺和肾上腺肿瘤的内侧延伸。如果可能，我们沿着膈下静脉向下直至其与肾上腺静脉的交汇处，并以此作为识别肾上腺静脉的标记（图1-7和图1-8）。根据解剖关系，我们向上掀起（移出肾窝的方向）肾上腺和肿瘤，至此可以解剖出肾上腺的外侧边界。一旦离断了肾上腺静脉，就可以增加肾上腺的活动度，还可以减少从腺体的静脉回血。

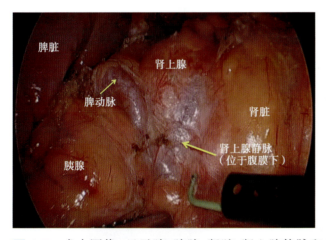 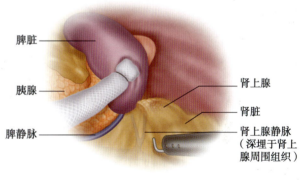

图 1-7 术中图像：显示脾、胰腺、肾脏、肾上腺静脉和左肾上腺之间的解剖关系

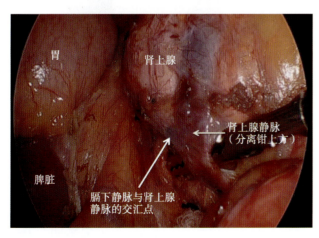 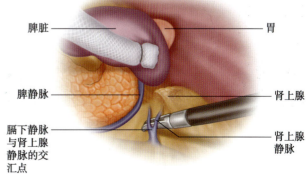

图 1-8 术中图像：游离左肾上腺静脉

最终，肾上腺静脉从周围组织中被游离出来，进而夹闭并切断。我们常常先夹住肾上腺静脉的肾静脉一侧，然后再夹住其肾上腺一侧，最后在中间放置第三只夹子。剪断静脉时，在肾静脉侧留下两个夹子（图1-9）。通常情况下，肾上腺静脉离断后肾上腺的活动度明显增加，腺体进一步从肾门中退缩。但即使在切断肾上腺静脉后，在解剖过程中我们仍要保持警惕，避免另一个重要的失误。肾上腺下部的游离容易误伤肾上极的分支动脉，后者可能导致肾血管性高血压。某些患者还可能具有肾上腺副静脉，需要仔细控制和游离，否则会有出血的风险。一旦腺体安全地离开了肾门，局部的游离就可以更加方便，我们通常使用LigaSure处理这些组织和较小的血管（图1-10）。

腺体游离后，将其放入一个10cm×15cm（4in×6in）防渗漏的尼龙标本袋中，将袋口从最外侧的套管拉出。然后将腺体和肿瘤在标本袋内进行破碎，该过程需要将袋子保持在腹腔镜的监视下，以确保在此过程中不会损伤腹内结构。一旦腺体被切除，需要对肾上腺窝进行最终的检查并确切止血。最后释放气腹，取出套管针，并关闭皮肤。

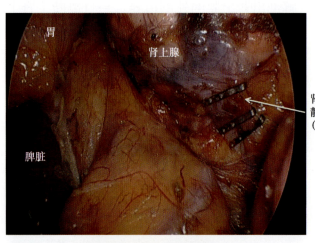
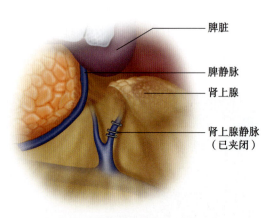

图1-9 术中图像：夹闭左肾上腺静脉

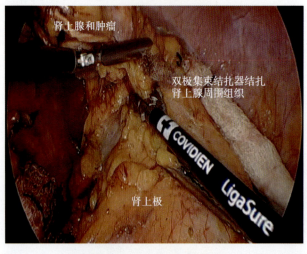
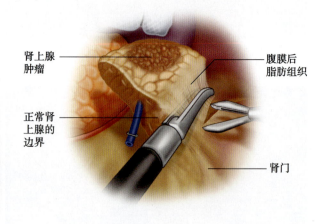

图1-10 术中图像：从左肾上极分离肾上腺。用抓钳推开并抬高肾上腺周围组织，注意不要直接钳夹腺体

（宋黎明 译）

参考文献

Fassnacht M, Arlt W, Bancos I, Dralle H, Newell-Price J, Sahdev A, et al. Management of adrenal incidentalomas: European Society of Endocrinology Clinical Practice Guideline in collaboration with the European Network for the Study of Adrenal Tumors. Eur J Endocrinol. 2016;175(2):G1–G34.

Gagner M, Pomp A, Heniford BT, Pharand D, Lacroix A. Laparoscopic adrenalectomy: lessons learned from 100 consecutive procedures. Ann Surg. 1997;226(3):238–46.

Scholten A, Cisco RM, Vriens MR, Shen WT, Duh QY. Variant adrenal venous anatomy in 546 laparoscopic adrenalectomies. JAMA Surg. 2013;148(4):378–83.

Seiser N, Duh QY. Laparoscopic adrenalectomy: transperitoneal approach. In: Clark OH, Duh QY, Gosnell JE, Kebebew E, Shen WT, editors. Textbook of endocrine surgery. 3rd ed. Philadelphia: Jaypee Brothers Medical Publishers; 2016.

第二章

腹腔镜下经腹膜右肾上腺切除术

Toni Beninato, Quan-Yang Duh

病例简介

患者，男性，44岁，诊断为原发性醛固酮症。患者有8年的高血压病史，同时服用三种降压药物。有过一次晕厥发作史，晕厥时检查血钾为2.5mmol/L，因此过去一年同时口服补钾药物。患者身体其他方面状况良好。CT扫描提示右肾上腺有一1.0cm×1.2cm×0.8cm大小的肾上腺结节，考虑为肾上腺腺瘤（图2-1）。患者血浆醛固酮与肾素比值为163，肾上腺静脉取血提示右肾上腺醛固酮分泌增多，拟行腹腔镜下右肾上腺切除术。

手术步骤

患者进入手术室后，进行全身麻醉，留置导尿管及胃管。除库欣综合征患者，其他接受肾上腺切除术的患者术前不需要使用抗生素或应激剂量类固醇。患者取右侧卧位，以适当填充物协助固定，调整手术台至合适曲面。常规消毒后铺巾，暴露右侧手术区域。四处肋下腹腔镜穿刺点位置如图2-2所示。

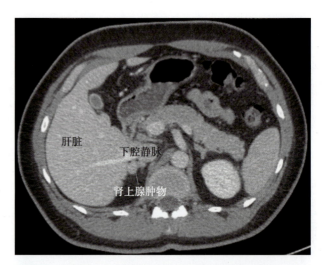

图2-1 腹部CT横断位提示右肾上腺结节

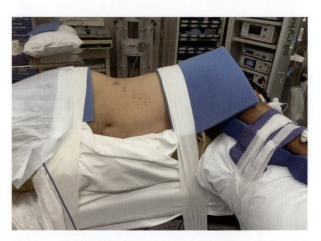

图2-2 患者取腹腔镜下右肾上腺切除术体位。圆点标记肋缘及切口位置，并对切口位置编号

在2号套管穿刺位置,以Veress气腹针建立压力为15mmHg的气腹。建立气腹后,应密切监测呼气末CO_2浓度和气腹压力,确保没有刺破肝脏或注气入肝,避免发生CO_2栓塞。确认注气成功后,放置一根11mm穿刺器,然后在直视下按顺序分别在4号,1号和3号位置进行穿刺,每个穿刺点间距相等,穿刺前注射局麻药物,浸润至皮肤、皮下组织和腹膜。通常1号位置插入扇形肝脏牵引器,2号位置插入镜头,3号和4号位置用于手术操作,这种配置可根据需要和不同情况进行调整。

肝脏向内上翻动,以夹钳和L型钩切开右三角韧带(图2-3)。继续向上,分离肝脏与膈肌(图2-4)。

一旦肝脏可以充分活动,它就会向躯体内上方回缩,以"翻书"的形式暴露腹膜后腔和肾上腺(图2-5)。"翻书"技术包括从中间翻开"书的封面"(肝脏)以及从侧面翻开"书的背面"(肾和肾上腺),目的是找到书的"书脊"并沿着它向肾门方向分离,直到暴露右肾上腺静脉。在找到右肾上腺静脉前,会先发现肾上腺上动脉(图2-6),用LigaSure切断,这样可分离右肾上腺顶部,更好地暴露右肾上腺静脉。

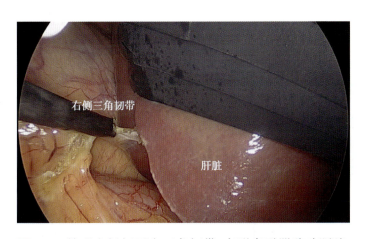
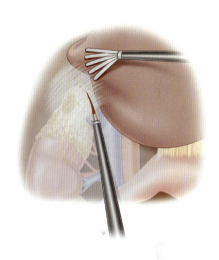

图2-3 钩型电极切开右三角韧带,扇形牵引器移动肝脏

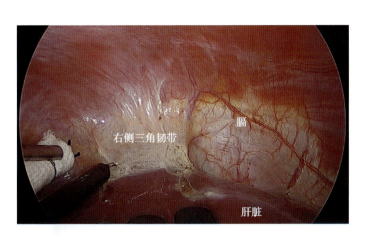
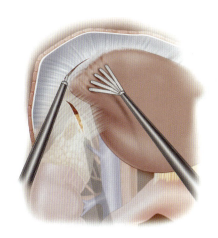

图2-4 沿膈肌继续剥离右侧三角韧带

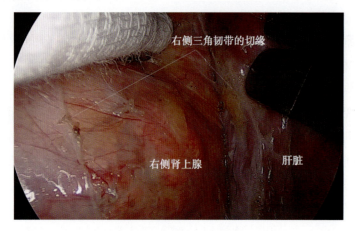 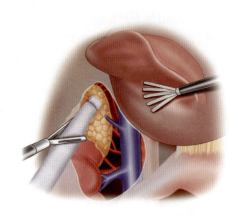

图 2-5　肝脏向上翻起，暴露右三角韧带切缘下的右肾上腺

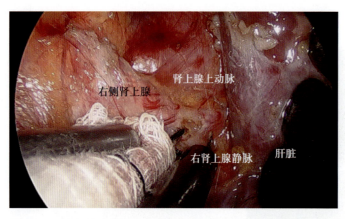 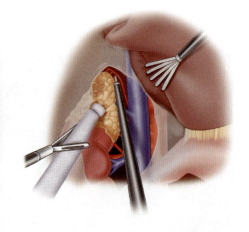

图 2-6　肾上腺上动脉从肾上腺的内上方进入腺体

因为右肾上腺静脉汇入下腔静脉，所以可以通过下腔静脉来辨认右肾上腺静脉（图 2-7），用钝性分离和钩型电极分离静脉的上下边界。用卷状海绵将肾上腺推到一侧，注意不要钩到腺体或损伤包膜。一旦静脉暴露充分，就分别在靠近下腔静脉侧和肾上腺侧的位置夹闭静脉（图 2-8），第三个血管夹仍在下腔静脉侧（图 2-9）。用剪刀切断右肾上腺静脉，下腔静脉侧留两个血管夹（图 2-10）。继续向肾门方向分离，肾上腺中动脉位于肾上腺静脉后方，必须用电切刀分离以避免动脉出血（图 2-11）。继续向下分离，识别肾上腺下动脉并用 LigaSure 切断（图 2-12），要注意避开肾上动脉以及深在的肾上腺静脉。

有关肾上腺动脉的问题：虽然肾上腺动脉并不大，但它们的位置相对一致，预测它们的位置可减少手术过程中的出血。肾上腺上动脉流入腺体的内上方，通常需要在切断肾上腺静脉前离断，肾上腺中动脉在静脉后面，在切断静脉后分离。这些动脉血管都可能在分离静脉时出血。当肾上腺从肾门方向剥离时，肾上腺下动脉即可识别出来，一旦离断这条动脉，腺体即可游离于肾门。这三组动脉就像三条"弹簧"，把腺体分别固定在肝脏、下腔静脉和肾脏上。一旦它们被离断，腺体就逐渐从与它内上方相邻的肝脏、中部相连的下腔静脉和下方的肾门部分脱离。

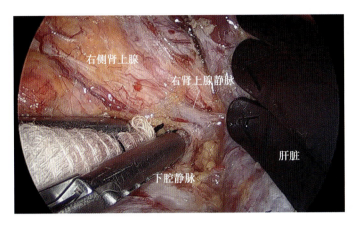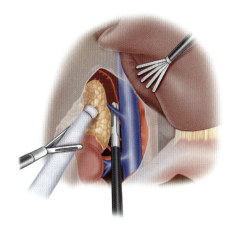

图 2-7　在右肾上腺静脉汇入下腔静脉处进入钝性分离和电极分离。用牵引器和卷状海绵分别收敛肝脏和肾上腺,暴露静脉

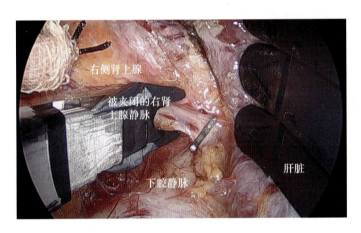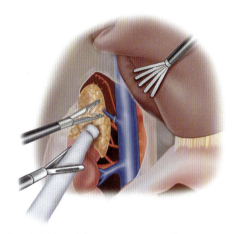

图 2-8　在靠近下腔静脉侧夹闭右肾上腺静脉,第二个血管夹靠近腺体一侧

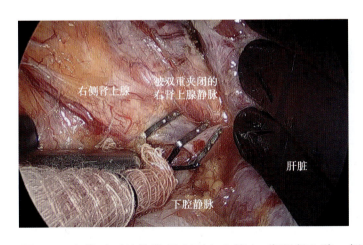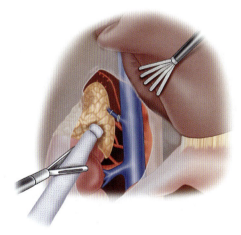

图 2-9　在靠近下腔静脉侧有两个血管夹,靠近肾上腺一侧有一个血管夹

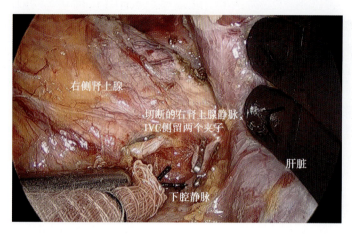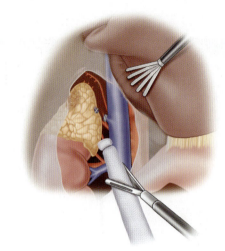

图 2-10　切断右肾上腺静脉，在下腔静脉的游离分支处有两个血管夹

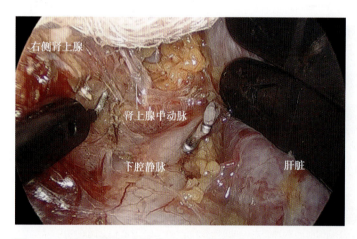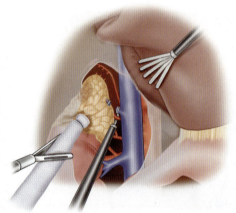

图 2-11　肾上腺中动脉位于肾上腺静脉的后方，用电切刀切断

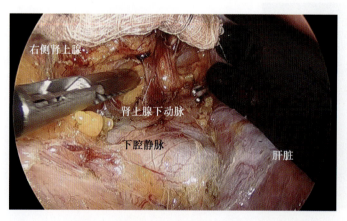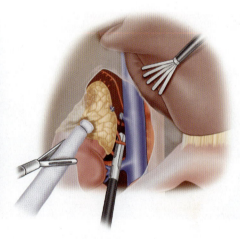

图 2-12　继续向下方肾门部分离，切断肾上腺下动脉

继续分离肾上腺。分离右肾上腺与肾脏连接的扁平部分,使其脱离肾脏(图2-13)。使用LigaSure夹闭所有肾周脂肪中潜在的小肾上腺血管(图2-14)。继续分离直到肾上腺与其周围组织脱离并且能看到后方的肌肉组织。将肾上腺放置一边,冲洗并检查该部位是否充分止血(图2-15)。然后将腺体放入标本袋中,通过最外侧切口,即1号切口取出(图2-16)。再次检查肾上腺窝,在直视下取出套管。11mm的穿刺器创口不需要缝合筋膜,但局部皮肤应采用皮下缝合及皮肤胶促进愈合。

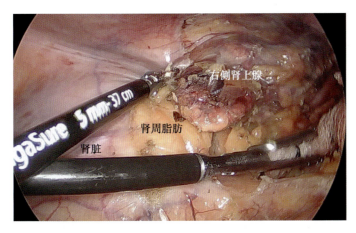
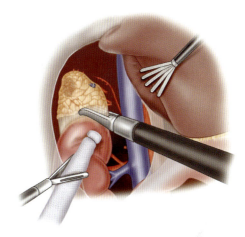

图2-13 右肾上腺与肾脏上极分离,使用LigaSure夹闭小的肾上腺血管

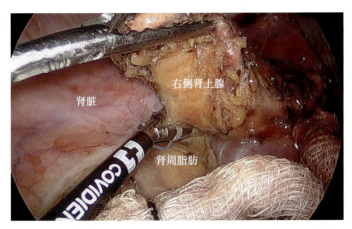
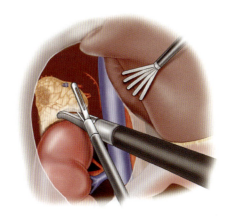

图2-14 从右肾上极切除右肾上腺,其后可见肌肉组织

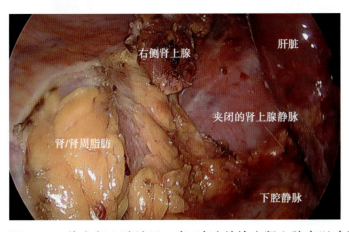
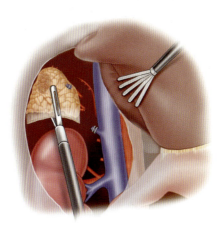

图2-15 将右肾上腺放置一旁,冲洗并检查肾上腺窝以确认充分止血

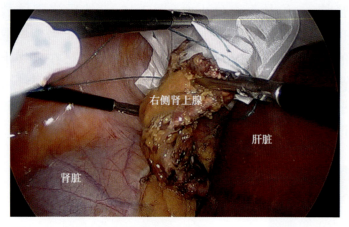 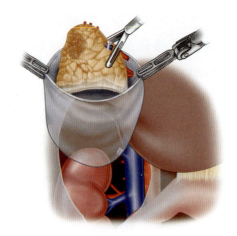

图 2-16 将右肾上腺放入标本袋中，从侧口取出

（胡小鹏 译）

参考文献

Gagner M, Pomp A, Heniford BT, Pharand D, Lacroix A. Laparoscopic adrenalectomy: lessons learned from 100 consecutive procedures. Ann Surg. 1997;226(3):238–46.

Pasternak JD, Epelboym I, Seiser N, Wingo M, Herman M, Cowan V, et al. Diagnostic utility of data from adrenal venous sampling for primary aldosteronism despite failed cannulation of the right adrenal vein. Surgery. 2016;159(1):267–73.

Scholten A, Cisco RM, Vriens MR, Shen WT, Duh QY. Variant adrenal venous anatomy in 546 laparoscopic adrenalectomies. JAMA Surg. 2013;148(4):378–83.

Seiser N, Duh QY. Laparoscopic adrenalectomy: transperitoneal approach. In: Clark OH, Duh QY, Gosnell JE, Kebebew E, Shen WT, editors. Textbook of endocrine surgery. 3rd ed. Philadelphia: Jaypee Brothers Medical Publishers; 2016.

Zarnegar R, Young WF Jr, Lee J, Sweet MP, Kebebew E, Farley DR, et al. The aldosteronoma resolution score: predicting complete resolution of hypertension after adrenalectomy for aldosteronoma. Ann Surg. 2008;247(3):511–8.

第三章

腹腔镜下经腹腔右肾上腺切除术

Timo W. Hakkarainen, William B. Inabnet Ⅲ

经腹腔入路腹腔镜下肾上腺切除术切除左右肾上腺均技术成熟且安全可行。切除适应证通常包括切除所有6cm以下的肾上腺良性病变。这些良性病变中最常见的为皮质醇瘤，其次为醛固酮瘤、4~6cm的无功能腺瘤或者影像学显示逐渐增大的良性病变。这种入路也适用于无恶性表现的嗜铬细胞瘤。对于大于8cm的嗜铬细胞瘤，推荐开放手术；但如果可以排除恶性肿瘤，也可根据术者的技术经验，腹腔镜下切除8cm以上嗜铬细胞瘤。

术前准备

术前需要行高分辨率肾上腺影像学检查（CT或者MRI）以协助诊断及指导手术。

无论患者是否有临床症状，常规筛查血浆甲氧基肾上腺素和去甲氧基肾上腺素以排除嗜铬细胞瘤。

因为无功能腺瘤发生率较高，且醛固酮瘤体积一般较小，因此，如果怀疑有醛固酮增多症且患者年龄大于40岁，常规推荐行肾上腺静脉取血试验以确定醛固酮优势分泌侧肾上腺。

手术要点与难点

早期分离肝脏周围结构，以更安全地牵引肝脏，而不撕破肝被膜。同样，早期分离覆盖在右肾上腺表面的腹膜与肝脏之间的粘连非常重要，以避免撕破肾上腺或肝脏包膜而导致出血影响视野。

谨慎分离右肾上腺与下腔静脉之间的层面；由于肾上腺位置较深，小心牵引下腔静脉以避免下腔静脉损伤。

在患者腹腔内脂肪较多、定位肾上腺困难时，可先沿下腔静脉分离寻找右肾静脉，然后沿肾包膜向上分离，去除肾上腺腺体周围的组织结构。如果直接在腹膜后脂肪中寻找肾上腺，则可能错将肾上腺组织切断（图3-1~图3-15）。

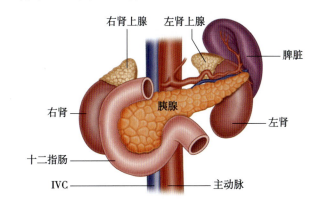

图3-1 肾上腺、周围主要血管和其他腹膜后脏器的解剖关系。肾上腺位于腹膜后同侧肾脏上方。右肾上腺位于肝右叶后方，与下腔静脉后方平行。IVC，下腔静脉

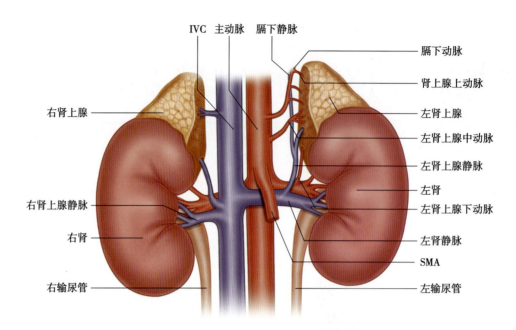

图 3-2　右肾上腺与下腔静脉后方平行。肾上腺中央静脉较短，呈直角汇入下腔静脉；但也有例外情况，肾上腺副静脉汇入下腔静脉或右肾静脉。IVC，下腔静脉；SMA，肠系膜上动脉

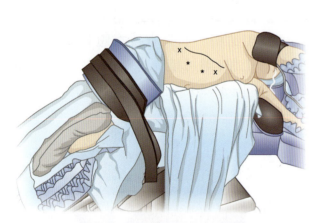

图 3-3　患者呈右侧折刀卧位，充分展开肋缘和髂嵴之间的空间。使用胶带固定好患者以防止手术床倾斜时患者移动。消毒范围两侧至床缘，上至剑突水平、下至髂嵴水平。穿刺套管放置于右侧肋缘下 2~3 横指。标星号为 10mm 套管，标 × 为 5mm 套管

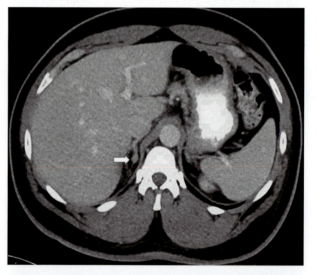

图 3-4　患者 43 岁，合并难治性高血压和持续性低血钾，生化检查示醛固酮升高、肾素抑制。腹部 CT 扫描示右肾上腺 1cm 结节（白色箭头）。肾上腺静脉取血试验确认醛固酮分泌源于右肾上腺

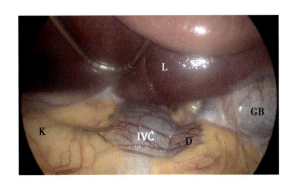 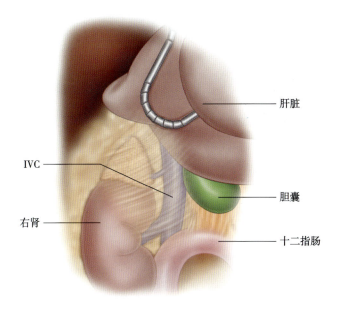

图 3-5　肝脏牵张器放置于剑突下套管,用于将肝脏向牵开,暴露十二指肠、下腔静脉、右肾和右肾上腺。D,十二指肠;GB,胆囊;IVC,下腔静脉;K,肾脏;L,肝脏

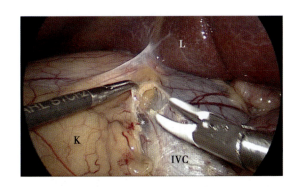 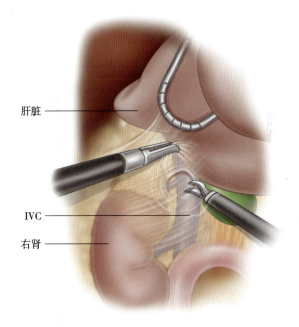

图 3-6　切开覆盖于右肾、右肾上腺和下腔静脉表面的腹膜。然后分离肾上腺上外侧面肝脏下后侧面的平面。在解剖结构仍不十分清楚时,需注意避免结扎此处的大血管。术前应仔细阅片确定是否存在右肾上腺素静脉,否则术中极易被错认为右肾上腺静脉。IVC,下腔静脉;K,肾脏;L,肝脏

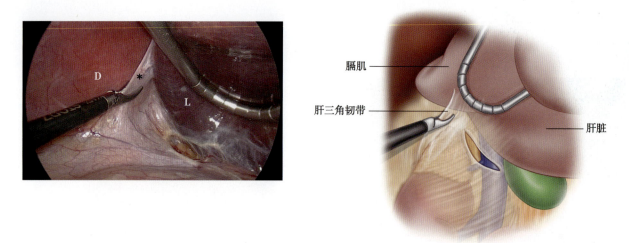

图 3-7　打开肝脏右三角韧带,减轻肝脏周围张力,以避免肝被膜撕裂。此处应小心避免损伤膈肌。D,膈肌;L,肝脏

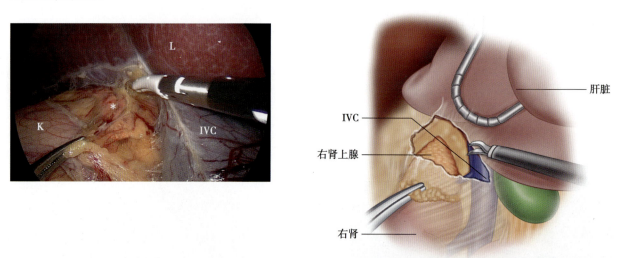

图 3-8　暴露右肾上腺(呈金黄色),仔细在肾上腺与肝下缘之间分离。应避免直接钳夹肾上腺组织。可用肾上腺周围脂肪和覆盖的腹膜做牵引避免撕裂肾上腺包膜。IVC,下腔静脉;K,肾脏;L,肝脏

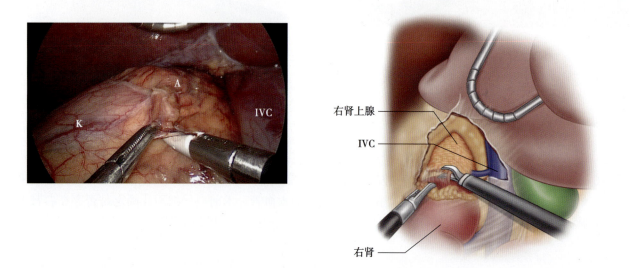

图 3-9　分离肾上腺下缘与肾脏上极之间平面。轻柔提起表面腹膜,寻找肾上腺组织和肾脏表面组织之间的界限。A,肾上腺;IVC,下腔静脉;K,肾脏

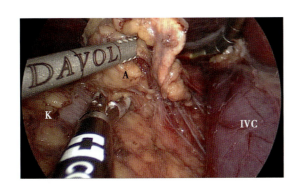
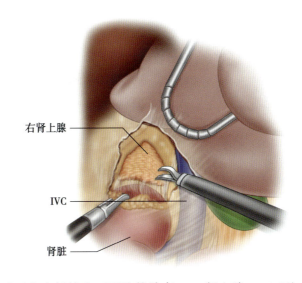

图 3-10 将右肾上腺从右肾上极剥离下来,将该平面向内侧扩大至下腔静脉旁。A,肾上腺;IVC,下腔静脉;K,肾脏

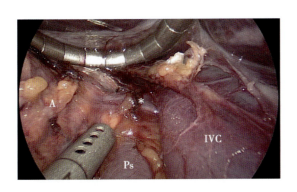
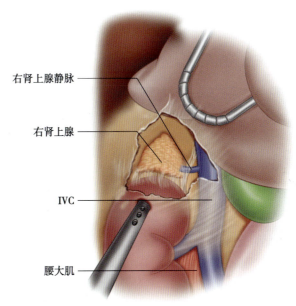

图 3-11 继续分离肾上腺内侧面,寻找右肾上腺中央静脉汇入下腔静脉处,通常在下腔静脉后方。A,肾上腺;IVC,下腔静脉;Ps,腰大肌

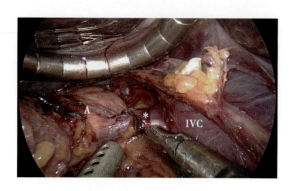
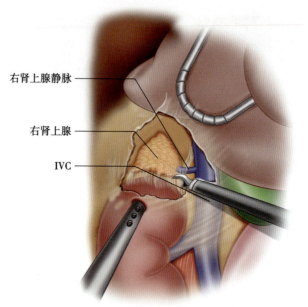

图 3-12　游离右肾上腺中央静脉（*）至足够长度，以安全结扎、离断该静脉。A，肾上腺；IVC，下腔静脉

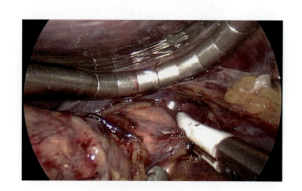
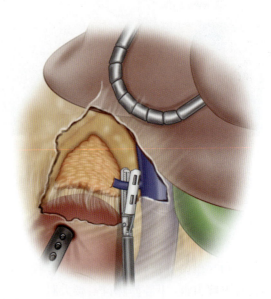

图 3-13　使用血管切割吻合装置或者血管夹结扎离断右肾上腺中央静脉。应避免损伤肾上腺静脉与下腔静脉交汇处，此处出血凶险，止血非常困难

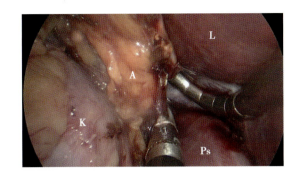
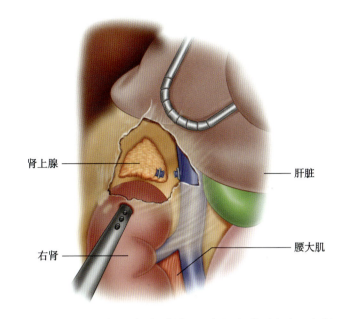

图 3-14　分离肾上腺静脉后,将肾上腺和周围组织从腰大肌上分离下来,切断肾上腺和腹膜后组织、右肾上极的粘连组织,游离肾上腺,将其放置于标本袋,经肋缘下套管取出。A,肾上腺;K,肾脏;L,肝脏;Ps,腰大肌

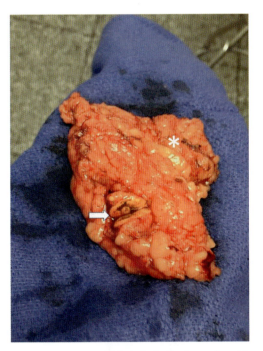

图 3-15　醛固酮瘤(白色箭头,已切开)直径约 1cm。肾上腺包膜未见撕裂。肾上腺上侧可见肾上腺静脉离断后的静脉残端

参考文献

Arenas M, Stewart A, Perrier N. Techniques of adrenalectomy. In: Pertsemelidis D, Inabnet W, Gagner M, editors. Endocrine surgery. 2nd ed. Boca Raton: CRC Press; 2017. p. 411–20.

Brunt ML. Laparoscopic adrenalectomy. In: Eubanks WS, Swanström LL, Soper NJ, Leonard M, editors. Mastery of endoscopic and laparoscopic surgery. Philadelphia: Lippincott Williams & Wilkins; 2000. p. 320–9.

Gagner M. Laparoscopic adrenalectomy with transabdominal approach. In: Pertsemelidis D, Inabnet W, Gagner M, editors. Endocrine surgery. 2nd ed. Boca Raton: CRC Press; 2017. p. 387–410.

(王保军　译)

第四章

腹腔镜下经腹腔左肾上腺切除术

Timo W. Hakkarainen, William B. Inabnet Ⅲ

概述

肾上腺切除术的一般指南及适应证和术前注意事项在第三章中已经进行了介绍,同样适用于左肾上腺病变。肾上腺和脾门之间的解剖平面,包括脾血管和胰腺尾部,通常没有右侧的解剖结构明显,必须注意避免损伤上述结构。胰腺尾部和脾血管特别容易被损伤。(图4-1~图4-17)

手术要点与难点

应该尽早游离结肠脾曲至远低于肾门的水平。这样做可以使结肠离开手术区域,将结肠损伤的风险降到最低。同样可以在识别左肾静脉时更好地暴露肾门。

应该尽早游离脾脏的所有附着物,以使脾脏回缩避免撕裂包膜,包膜撕裂会引起出血并影响观察手术区域。

胰腺尾部与腹膜后区的解剖平面可能不清晰,容易意外损伤胰尾或切除过深造成腹膜后区出血。我们发现经常返回最下方的解剖位置,从容易识别的肾脏Gerota筋膜与中结肠之间的平面重新开始会非常有帮助。这样做可以在继续向上游离时,更一致地识别正确的血管平面。

在腹腔内脂肪过多的患者中,沿着肾脏被膜内侧仔细游离,可以暴露左肾静脉、膈下静脉和左肾上腺静脉。一旦确定了这些结构,就可以游离左肾上腺静脉,继续沿着肾被膜进行切除,去除肾上腺周围组织。如图所示,整体切除肾上腺和周围脂肪组织更安全,可以降低意外切开肾上腺的风险。

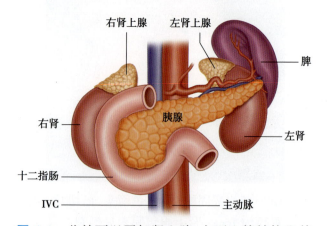

图4-1 此处可以了解肾上腺、主要血管结构和其他腹膜后器官之间的重叠解剖关系。肾上腺位于腹膜后区同侧肾脏上方。左肾上腺位于胰腺尾部和脾门后方,正好位于腹主动脉外侧。IVC,下腔静脉

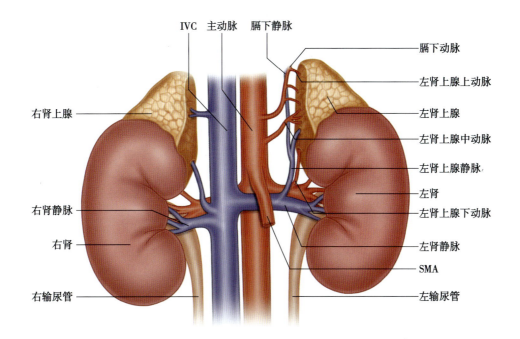

图 4-2　左肾上腺位于主动脉外侧。通常有单独一条垂直走向的肾上腺静脉汇入左肾静脉。其也可以在汇入左肾静脉前与左膈下静脉汇聚，或这两根静脉可以平行延伸分别汇入左肾静脉。IVC，下腔静脉；SMA，肠系膜上动脉

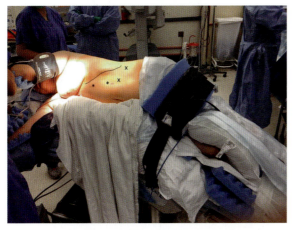
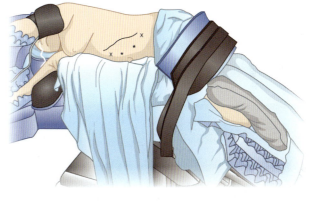

图 4-3　患者取右侧卧位，弯曲手术台以延伸扩大肋骨下方与髂嵴之间的空间。必须注意合适地垫住患者以提供支撑，防止患者在手术台倾斜时移位。患者手术台两侧边缘之间以及从髂嵴上到剑突上方水平都要准备好。对于左肾上腺切除术，在右侧卧位进行定位，打孔位置几乎是右肾上腺切除术的镜像。打孔位置在左肋缘下 2~3 指宽处。标有星号的通常是 10mm 套管，标有 x 的通常是 5mm 套管

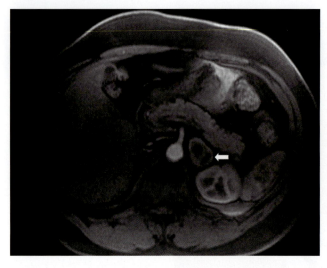

图 4-4 该患者是一名 51 岁慢性糖尿病患者,多年稳定方案治疗,并且健康或饮食没有变化,血糖逐渐难以控制。进一步评估发现她还有阵发性心悸。发现她的血浆肾上腺素和去甲肾上腺素升高,在断层显像中发现有一个 4cm 的左肾上腺肿物,符合嗜铬细胞瘤

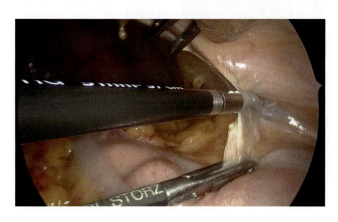
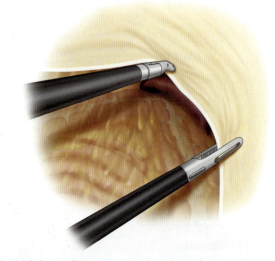

图 4-5 此处图像沿底部可以看到左结肠。小心将其与腹壁游离,沿侧面切开腹膜反折以使结肠游离活动,并使肾上极和左肾上腺更容易暴露

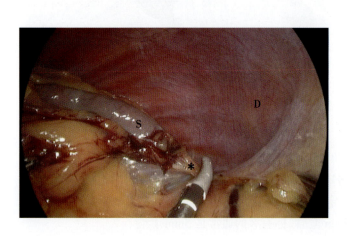
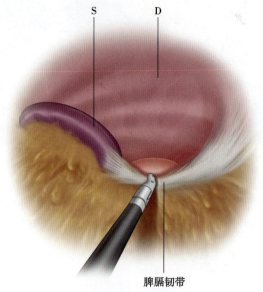

脾膈韧带

图 4-6 切开脾膈韧带,以使脾脏能够游离。应注意避免损伤脾脏被膜。充分游离脾脏直到可清楚暴露胃底,确保脾脏足够的游离度可以完全看到左肾上腺。D,膈;S,脾

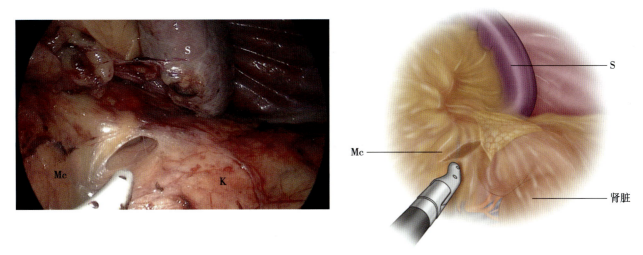

图 4-7 脾脏已经游离，轻柔地牵引并分开左中结肠和肾脏表面的 Gerota 筋膜之间的疏松附着物。逐层地沿该解剖层面向上游离，经常返回到中结肠和 Gerota 筋膜的交汇点，以确保遵循正确的解剖平面。Mc,中结肠；S,脾；K,肾脏

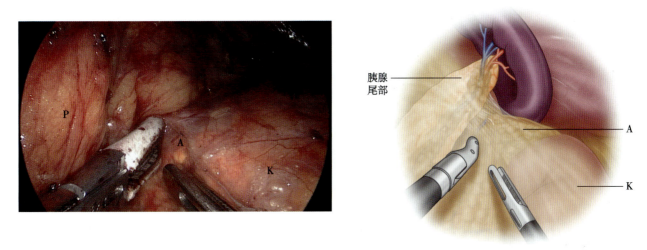

图 4-8 随着向上方继续切除，左侧中结肠位置被胰腺尾部、脾脏血管和附着脂肪所替代。投影左侧上方可以看到胰腺尾部，右侧逐渐可见左肾上腺。遵循正确的解剖平面，必须小心避免损胰腺尾部。A,肾上腺；K,肾脏；P,胰腺

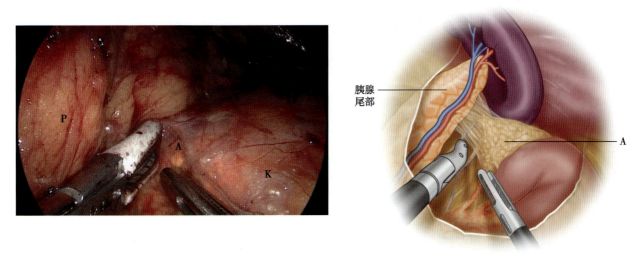

图 4-9 小心将肾上腺内侧部分与胰腺尾部分离（以其略带金黄色来识别）。由于在游离时脾静脉和动脉经常暴露在胰尾附近且容易被损伤，必须小心操作。A,肾上腺；K,肾脏；P,胰腺

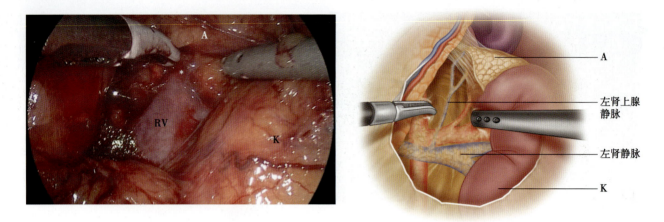

图 4-10　此处可见左肾静脉以及左肾上腺和左膈下静脉汇合。在图右侧可见左肾上极，左肾上腺和在肾周脂肪在图顶部，胰腺尾部周围组织和脾血管在图左侧。A，肾上腺；K，肾脏；RV，肾静脉

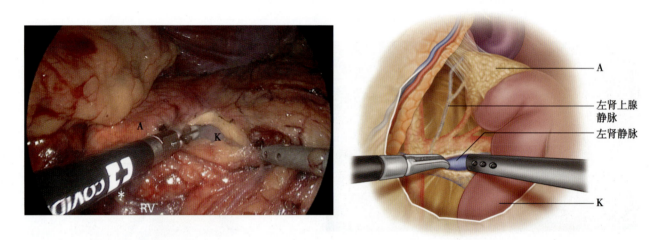

图 4-11　一旦确定了肾静脉（*），就可以在肾上腺下方与肾上极之间游离其侧面的组织。我们通常切除这些组织至肾被膜，然后沿肾脏侧面将所有肾上腺周围脂肪和组织与标本一起切除。通过保持远离肾上腺包膜进行切除，我们可以将肾上腺包膜受损的风险降到最小。A，肾上腺；K，肾脏；RV，肾静脉

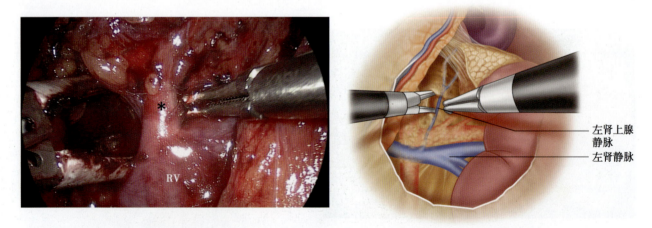

图 4-12　通过仔细沿周围组织进行分离和游离左肾上腺静脉（*），可以更清晰地看到左肾上腺静脉。这样切除可以充分显露血管长度、更易结扎，并与肾静脉分离开一段安全距离。RV，肾静脉

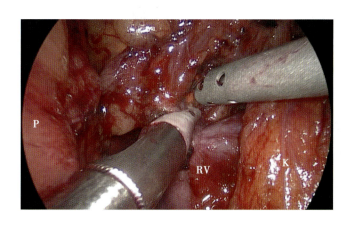 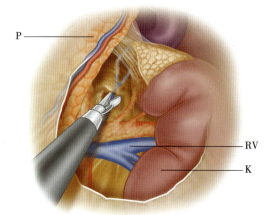

图 4-13 可以使用血管封闭能量设备结扎和切断静脉,或夹闭后在夹子间切开。K,肾脏;P,胰腺;RV,肾静脉

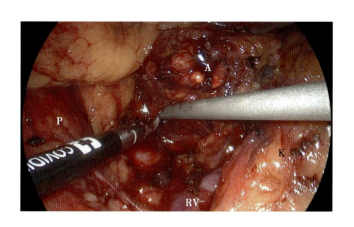 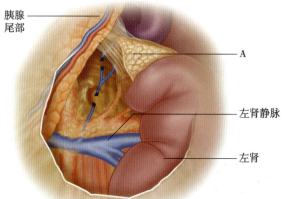

图 4-14 结扎并切断肾上腺静脉后,肾上腺和肾上腺周围组织上移,沿肾上极的解剖平面向内侧延伸,之后沿腰肌的前方向头侧方向继续切除。A,肾上腺;K,肾脏;P,胰腺;RV,肾静脉

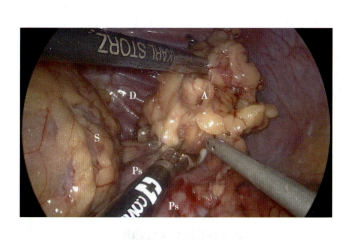 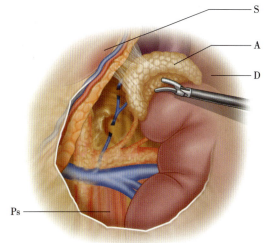

图 4-15 之后肾上腺和肾上腺周围脂肪上移,从下方的腰肌、肾上极和膈下的侧方腹膜后组织之间将其完整切除。切除时应注意上内侧部分,避免不慎损伤胃底。A,肾上腺;D,膈;Ps,腰肌;S,胃

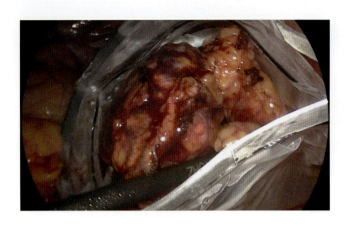
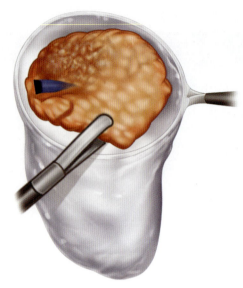

图 4-16　然后通过最后方孔道置入内镜标本袋并取出肾上腺。如果不怀疑恶性可以在袋内将腺体弄碎，以便不用扩大切口取出。但是我们发现即使大的腺体也可以在最小限度扩大切口情况下完整取出，不用常规弄碎腺体

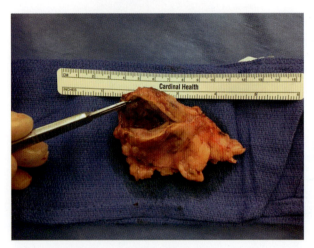

图 4-17　这里可以看到嗜铬细胞瘤已经切开。检查标本显示肾上腺包膜没有破坏

参考文献

Arenas M, Stewart A, Perrier N. Techniques of adrenalectomy. In: Pertsemelidis D, Inabnet W, Gagner M, editors. Endocrine surgery. 2nd ed. Boca Raton: CRC Press; 2017. p. 411–20.

Brunt ML. Laparoscopic adrenalectomy. In: Eubanks WS, Swanström LL, Soper NJ, Leonard M, editors. Mastery of endoscopic and laparoscopic surgery. Philadelphia: Lippincott Williams & Wilkins; 2000. p. 320–9.

Gagner M. Laparoscopic adrenalectomy with transabdominal approach. In: Pertsemelidis D, Inabnet W, Gagner M, editors. Endocrine surgery. 2nd ed. Boca Raton: CRC Press; 2017. p. 387–410.

（于路平　译）

第五章

俯卧位后腹腔镜下右肾上腺切除术

Alexander Shifrin

后腹腔镜肾上腺切除术是一种比传统经腹腹腔镜肾上腺切除术更微创的技术。自20世纪90年代，来自德国埃森的Martin Walz教授将这项技术引入外科领域。他完善了这项技术，并将其传授给全世界的外科医生，给肾上腺肿瘤的外科治疗带来了重大的变革。后腹腔镜肾上腺切除术中，肾上腺的暴露无须打开腹膜，避免了以下情况：①右侧手术时对肝脏的游离、解剖和牵拉。②左侧手术结肠脾曲和脾的游离和牵拉。后腹腔镜入路对既往有腹部手术史的病例（胆囊切除术、结肠或小肠切除术等）尤其有优势：腹腔内的粘连并不会增加后腹腔入路的难度。腹膜后腔隙内的操作并不需要进入腹腔。然而，由于与腹腔入路有不同的解剖方位，一些外科医生可能对后腹腔入路不太熟悉。该术式的优点包括手术时间短，可以完成双侧肾上腺的手术，容易切除腔静脉后方的肿瘤，减少患者术后的疼痛以及更快的恢复。这种方法对非功能性和功能性肾上腺肿瘤都有较好的治疗效果，功能性肿瘤包括醛固酮增多症（Conn综合征）、库欣综合征（Cushing syndrome）和嗜铬细胞瘤[1-6]。后腹腔入路通常适合小于6cm的良性肾上腺肿瘤，对于较大或可疑肾上腺皮质癌的病例，应考虑经腹入路或开放手术。

手术要点

1. 将所有的穿刺套管置于彼此之间相同的距离上，通常4cm以上可以让腹腔镜器械有更好的活动性。

2. 穿刺套管的放置可以在手指直接的引导下完成，先切开中间穿刺套管切口进入腹膜后间隙，将手指插入切口，并将胸膜向上推开（有助于后内侧套管的放置），腹膜向侧面推开（有助于前外侧套管的放置）。

3. 维持一个25~30mmHg的较高气腹压力以保持后腹腔腔隙的开放，减少小血管的出血。

4. 先游离肾上极，让肾上腺肿瘤与其周围的脂肪在一起悬起来。这将有助于对肾上腺下面和肾上腺中央静脉的游离。

5. 如遇到小血管或肾上腺本身出血，或者腔静脉出血而夹闭或凝固也无法控制的情况，可在腹膜后间隙塞入纱布。按压出血部位几分钟，大部分出血可以停止。

6. 准备一条小的"猪尾"胸引管，以防胸膜意外损伤，可在直视引导下（使用腹腔镜镜头直接进入胸膜空间）放置在胸腔内一直到手术结束。手术结束时在负压下可将该管移除（假设没有肺损伤）。

病例简介

患者，女性，62岁，2004年在一次机动车事故后，影像学检查偶然发现右肾上腺肿瘤，当时未予处理。直到2016年，患者因肾结石行腹部CT，显示一大小4.1cm×2.7cm右肾上腺肿瘤，CT值20Hu。MRI平扫及增强，均显示一大小3.4cm×1.9cm右肾上腺肿瘤，反相位中信号强度衰减与肾上腺腺瘤一致。肾上腺肿瘤功能评估所有的参数值都在正常范围内。患者被诊断为无功能的右肾上腺肿瘤，并进行了右后腹腔镜肾上腺切除术。最终病理提示为大小4.0cm肾上腺皮质来源肿瘤，符合腺瘤。病例详情见图5-1~图5-18。

手术步骤

患者俯卧固定在手术台上髋部和膝盖弯曲（图5-3）。图5-4显示了穿刺套管放置的位置。找到第12肋，第1个套管在第12肋尖处进行穿刺。第2个套管位于背最长肌（竖脊肌）外缘，距第1个套管内侧约4cm，肋缘下方4cm处。第3个套管放置在向外侧距第1个套管约4cm处。第一个穿刺套管切开皮肤后，用剪刀在第12肋尖水平进入后腹膜间隙。再使用手指钝性在第12肋下方向内侧、向上和向外侧分离出工作间隙。所有穿刺套管均在手指直接引导下放置，以避免偶发性肾损伤或进入腹膜（外侧套管）或胸膜间隙（内侧套管）（图5-5）。腹腔镜置入中间的套管中，可以看到Gerota筋膜（图5-6），使用LigaSure打开Gerota筋膜建立腹膜后间隙。气腹压提高到25~30mmHg。右肾上方的腹膜后脂肪组织，使用腹腔镜下"花生米"向下推挤并分离开，进入腹膜后间隙，上方至膈肌水平（图5-7）。

在肾上方腹膜后间隙建立后，维持25~30mmHg气腹压，腹腔镜镜头从中间穿刺套管（第1个套管）更换到内侧的穿刺套管（第2个/椎旁套管）。用LigaSure在肾上极，即肾脏和肾上腺周围的脂肪组织之间继续游离（图5-8）。用腹腔镜下的"花生米"下压肾上极，从肾上极外侧向腔静脉的内侧方向进行游离。可见小动脉分支从主动脉发出，经腔静脉背侧进入肾上腺（术者视角）（图5-9）。腔静脉位于小动脉分支的下面。这些分支可以用LigaSure切断（图5-10）。如果肿瘤位于腔静脉背侧（从腹腔镜视角位于腔静脉前面），可能很难立即看到肾上腺中央静脉。在这种情况下，应先分离部分肿瘤外侧方以及上方有助于肿瘤向侧方牵拉，这样可在肾上腺中央静脉汇入腔静脉处暴露下腔静脉。用LigaSure从自覆盖在肝表面上的外侧腹膜（图5-11）以及上方自膈肌（图5-12）游离肾上腺周围的脂肪组织（图5-11）。之后，肾上腺肿瘤可以很容易地用花生米向外侧推挤开（图5-13）。可以显示右肾上腺中央静脉和腔静脉。用直角钳分离肾上腺中央静脉上方及背侧的间隙将静脉周围完全游离开（图5-14）。游离满意后，肾上腺中央静脉上钛夹。通常用10mm钛夹，两个放在腔静脉侧，一个钛夹放在肾上腺侧（图5-15）。这种情况下，有足够的空间用LigaSure在钛夹之间切断右肾上腺中央静脉（图5-16）。肾上腺中央静脉切断术后，用腹腔镜"花生米"向侧面推挤肾上腺肿瘤。附着在腔静脉上方内侧的残留组织使用LigaSure游离，向上游离至膈肌。然后,用腹腔镜"花生米"将肾上腺向下内侧牵拉,用 LigaSure(图 5-17)将肾上腺腹侧处,肾上腺周围脂肪与腹膜(肝脏前方侧方)之间的组织分开,将肾上腺放在标本袋中,通过中间穿刺套管取出肾上腺(图 5-18)。在取标本过程中,对腹膜后关闭气腹,探查可能的出血,恢复气腹后可以再止血。恢复气腹后,手术野用生理盐水充分冲洗。Surgicel 是一种可吸收的止血材料,可放置在肾上腺床上。所有的穿刺套管都被分层关闭,并在皮肤上涂上 Dermabond。

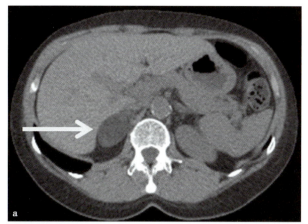

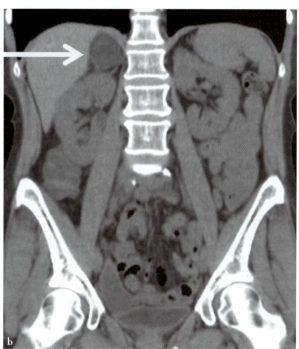

图 5-2 右肾上腺肿瘤 CT 扫描(a. 水平位;b. 冠状位)。右肾上腺病变 4.1cm×2.7cm,低密度,CT 值 20Hu(箭头)

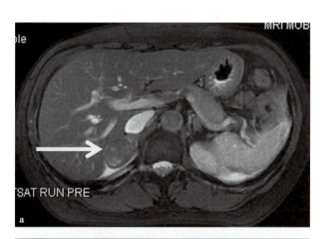

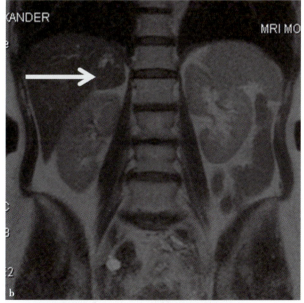

图 5-1 右肾上腺肿瘤磁共振成像(MRI)扫描(a. 水平位;b. 冠状位)。右肾上腺病变大小 3.4cm×1.9cm(箭头)。在反相位中,信号强度明显下降。T2 加权像上,肿瘤表现为混杂的高信号。压脂像序列显示低信号强度,打造影剂后表现为低混杂增强信号

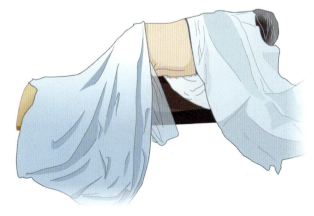

图 5-3 患者体位。患者俯卧固定在手术台上髋部和膝盖弯曲

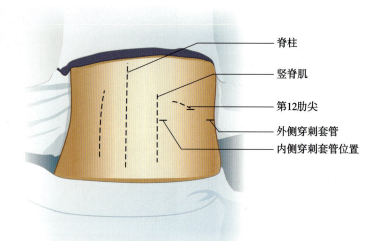

图5-4 穿刺点解剖位置图。套管位置：第1个（中间）套管位于第12肋尖，第2个套管（内侧穿刺点位置）位于第1个套管内侧约4cm，背最长肌（竖脊肌）外侧缘肋缘下4cm；第3个套管（外侧穿刺点位置）位于第1个中间套管外侧约4cm处

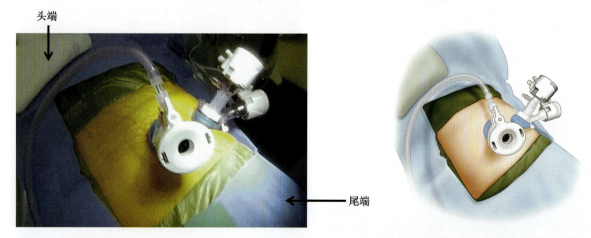

图5-5 套管的放置。在手指直接引导下，将三个套管置于右侧腹膜后间隙：第1个中间穿刺套管，位于第12肋尖水平；第2个内侧穿刺套管，距中间穿刺套管4cm，竖脊肌外侧缘，第12肋缘下方4cm；第3个外侧穿刺套管，中间穿刺套管外侧4cm

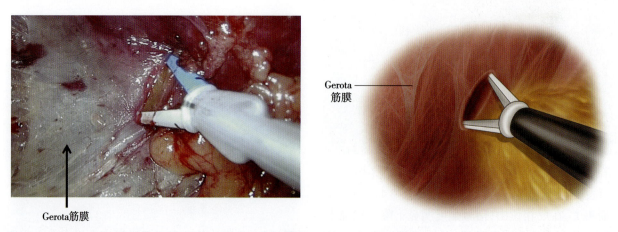

图5-6 经Gerota筋膜进入腹膜后间隙，腹腔镜镜头经第1个中间套管进入。用LigaSure打开Gerota筋膜进入腹膜后间隙

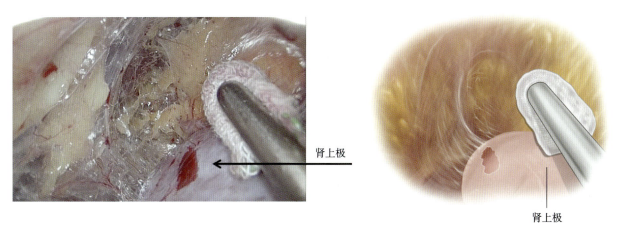

图 5-7 腹膜后间隙,分离右肾上极,进入 Gerota 筋膜后,腹膜后间隙气腹保持 25~30mmHg。用花生米将肾脏推下去,将腹膜后间隙的最上部分从膈肌上游离下来

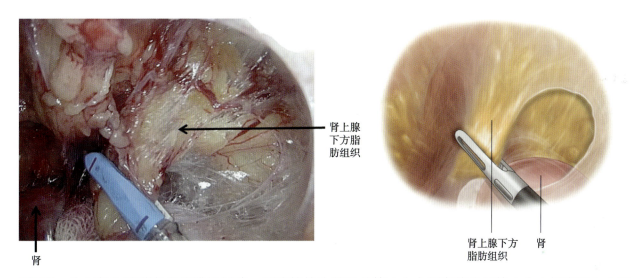

图 5-8 从右肾上极游离出腹膜后间隙。腹腔镜镜头随后从第 1 个中间套管换至第 2 个内侧套管。在肾的上极与肾上腺下方周围的脂肪组织之间进行游离

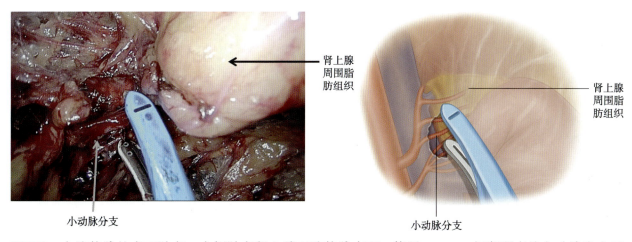

图 5-9 在腔静脉的表面游离。内侧游离肾上腺至腔静脉表面。使用 LigaSure 切断所有从主动脉发出至肾上腺的动脉分支,腔静脉就位于这些分支的下面。肾上腺周围的脂肪组织位于右上方

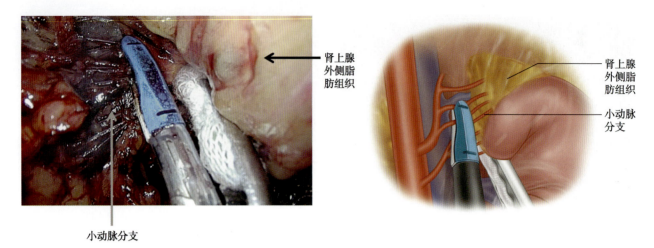

图 5-10　横断腔静脉表面的小血管和肾上腺动脉。所有从主动脉（左）到肾上腺（右）的小血管和动脉分支都用 LigaSure 切断。腔静脉正位于这些分支的下面

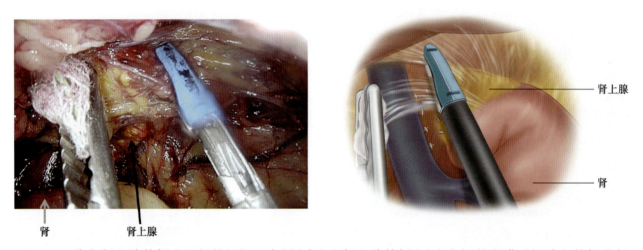

图 5-11　分离肾上腺外侧和上极的组织。在肝（右）和肾上腺外侧（左）之间的腹膜后间隙向外侧进行游离

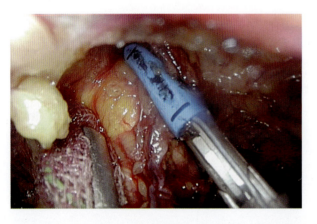
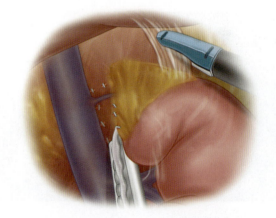

图 5-12　分离肾上腺腹侧组织。在膈肌（右上角）和肾上腺内侧部分（左下角）之间腹膜后间隙腹侧游离，由花生米挡住肾上腺

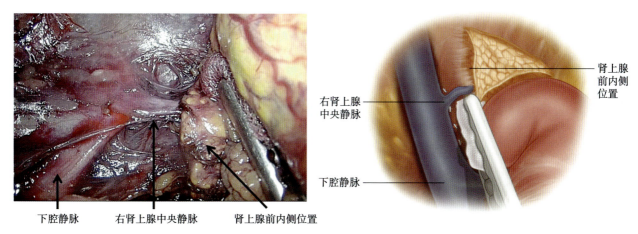

图 5-13 分离肾上腺中央静脉。用花生米（右）将肾上腺向外侧推挤，就可以看见和下腔静脉与右肾上腺中央静脉

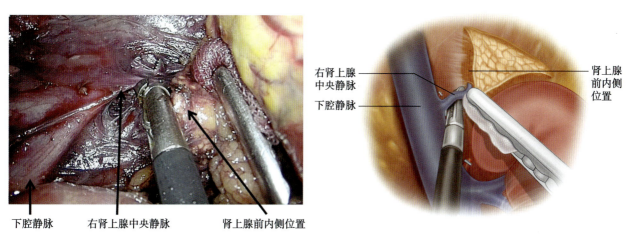

图 5-14 分离肾上腺中央静脉。用花生米（右）将肾上腺向外侧推挤。直角钳将肾上腺中央静脉周围组织完全游离开

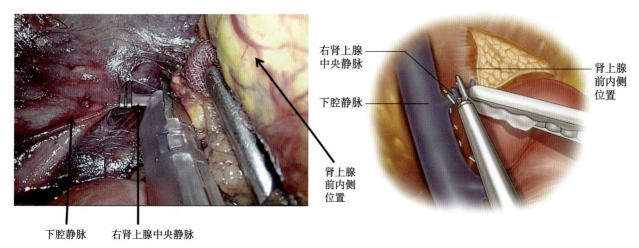

图 5-15 夹闭肾上腺中央静脉。花生米（右）将肾上腺向外侧推挤。用 10mm 钛夹夹住肾上腺中央静脉（两个夹子在腔静脉侧，另一个在肾上腺侧）

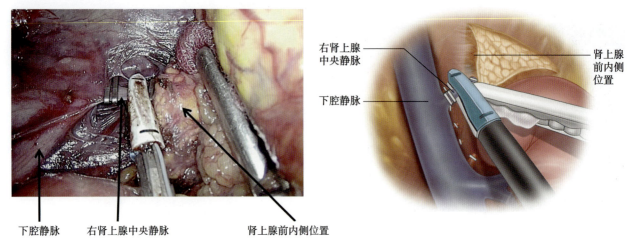

图 5-16　横断肾上腺静脉。花生米（右）将右肾上腺向外侧推挤。用 LigaSure 将肾上腺中央静脉从钛夹间切断

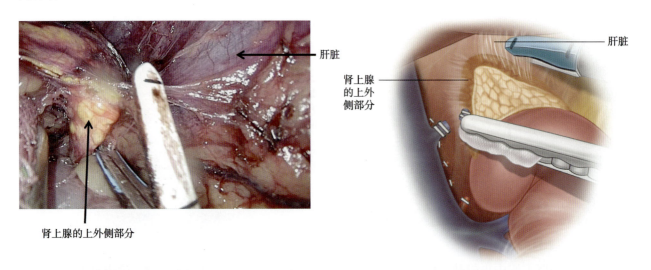

图 5-17　切断腹侧腹膜周围的组织。肾上腺中央静脉切断以后，将肾上腺向内下压；用 LigaSure 将肾上腺与后腹膜（肝表面）之间仍连着的组织切断

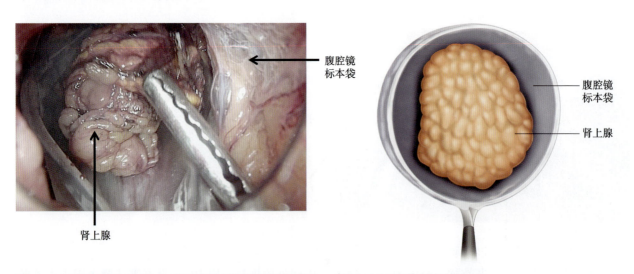

图 5-18　取出肾上腺标本，肾上腺被放置在标本袋中。并通过中间穿刺套管取出

（刘　磊　译）

参考文献

1. Walz MK, Peitgen K, Hoermann R, Giebler RM, Mann K, Eigler FW. Posterior retroperitoneoscopy as a new minimally invasive approach for adrenalectomy: results of 30 adrenalectomies in 27 patients. World J Surg. 1996;20(7):769–74.
2. Walz MK, Alesina PF, Wenger FA, Deligiannis A, Szuczik E, Petersenn S, et al. Posterior retroperitoneoscopic adrenalectomy—results of 560 procedures in 520 patients. Surgery. 2006;140(6):943–8. discussion 948–50.
3. Dickson PV, Jimenez C, Chisholm GB, Kennamer DL, Ng C, Grubbs EG, et al. Posterior retroperitoneoscopic adrenalectomy: a contemporary American experience. J Am Coll Surg. 2011;212(4):659–65. discussion 665–7.
4. Lee CR, Walz MK, Park S, Park JH, Jeong JS, Lee SH, et al. A comparative study of the transperitoneal and posterior retroperitoneal approaches for laparoscopic adrenalectomy for adrenal tumors. Ann Surg Oncol. 2012;19(8):2629–34.
5. Kiriakopoulos A, Economopoulos KP, Poulios E, Linos D. Impact of posterior retroperitoneoscopic adrenalectomy in a tertiary care center: a paradigm shift. Surg Endosc. 2011;25(11):3584–9.
6. Walz MK. Posterior retroperitoneoscopic adrenalectomy. In: Linos DA, Van Heerden JA, editors. Adrenal glands: diagnostic aspects and surgical therapy. Heidelberg: Springer; 2011. p. 333–9.

第六章

俯卧位后腹腔镜下左肾上腺部分切除术

Alexander Shifrin

概述

与传统的左侧经腹腹腔镜肾上腺切除术相比,后腹腔镜肾上腺部分切除术是一种更加微创的手术方式。这项技术从20世纪90年代初开始为人所知,后来被世界上研究这一方法的德国专家——Martin Walz教授引入外科界。他不仅完善了这项技术,还把它传授给世界各地的其他外科医生,彻底改变了肾上腺肿瘤的外科治疗方法。我们解剖肾上腺但不进入腹腔,避免了需要分离结肠脾曲和脾脏。后腹腔镜入路对有腹部手术史的患者尤其有益。腹膜内粘连不会影响后路手术的复杂性。解剖是在腹膜后间隙进行的,不进入腹膜。然而,由于解剖方位不同,一些外科医生可能不熟悉后腹膜入路。后路手术也可用于双侧肾上腺切除术。该方法的优点是手术时间短,术后疼痛少,恢复快。这种方法在非功能性和功能性肾上腺肿瘤如醛固酮瘤(Conn综合征)、库欣综合征和嗜铬细胞瘤等方面显示出良好的疗效[1~8]。对于小于6cm的良性肾上腺肿瘤,建议采用后路手术。对于较大的肿瘤,或任何怀疑为肾上腺皮质癌的肿瘤,应考虑前路或开放入路。

手术要点

1. 所有穿刺点之间的距离相同,通常为4cm;这使得腹腔镜器械的移动性更好。

2. 在手指直接引导下放置穿刺套管。切好中间切口并进入后腹膜间隙后,将手指插入切口,向上推动胸膜(用于内侧套管的放置),再向外侧推挤腹膜(用于外侧套管的放置)。

3. 保持较高的通气压力,在25~30mmHg之间,维持后腹膜腔的空间,尽量减少小血管出血。

4. 总是要先解剖肾脏上极,让肾上腺肿瘤和其周围脂肪组织抬起。换句话说,让它向上悬空。这将有助于肾上腺下极和肾上腺静脉的解剖。

5. 如果有小血管或肾上腺本身出血,通过钳夹或电凝不能控制,则将纱布插入腹膜后间隙。用它压在出血部位几分钟。大部分的出血应该能够停止。

6. 准备一个小的"猪尾巴"胸导管，以防胸膜偶然受到损伤。这个管子可以在胸腹腔镜直视引导下放置（使用同样的摄像机直接引导放置进入胸腔），插入胸膜腔，并保持它的位置直到手术结束。在手术结束时，可以在负压吸引下移除猪尾巴（假设没有肺损伤）。

病例简介

患者，女性，61岁，患有肾上腺肿瘤约15年。患者最近出现高血压和低钾血症（血钾水平 2.8mmol/L［3.5~5.2mmol/L］）。2年前的CT扫描显示左肾上腺肿瘤1.4cm。既往有多项腹部手术史，包括子宫切除术、胆囊切除术和阑尾切除术。评估显示血醛固酮水平14ng/dl（4~31ng/dl），肾素水平0.4pg/ml（2.5~45.7pg/ml），醛固酮肾素比值为34（正常小于20）。腹部磁共振成像显示左肾上腺肿瘤1.0cm×0.6cm（图6-1）。分侧肾上腺静脉血抽样检查显示存在偏侧化，向左肾上腺偏侧化指数18（诊断高于4）。诊断为继发于左肾上腺腺瘤的原发性醛固酮症。患者希望选择肾上腺部分切除术。最后医患双方讨论决定只切除含有腺瘤的部分肾上腺腺体。患者接受了后腹腔镜下左肾上腺部分切除术。病理报告为1.4cm的肾上腺皮质腺瘤。术后钾、醛固酮及肾素水平恢复正常。

手术步骤

手术时患者俯卧在手术床上，臀部和膝盖弯曲（图6-2）。图6-3显示了放置穿刺套管的解剖位置。确认第12肋位置；第1个（中间）穿刺套管位置在第12肋的尖端。第2个（内侧）穿刺套管放置在向内侧距离第

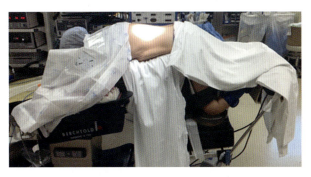

图6-2 患者的位置：患者俯卧在手术床上，臀部和膝盖弯曲

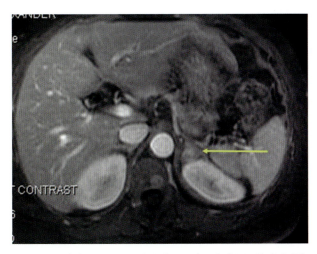

图6-1 腹部MRI显示左肾上腺：左肾上腺内侧肢1.0cm×0.6cm的病灶，反相位成像显示信号强度下降（箭头），特点与腺瘤一致

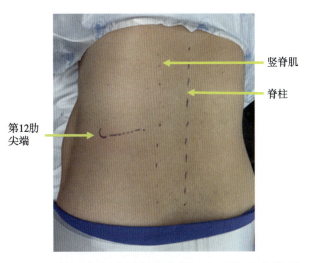

图6-3 放置穿刺套管的解剖图：在手指的直接引导下，将三个套管放入左侧（编者注：原书为右侧）腹膜后间隙：第1个（中间）套管位于第12根肋骨的顶端；第2个（内侧套管）位于中间套管内侧4cm处，位于竖脊肌边缘，在第12肋骨下方4cm。第3个（侧套管）位于中间套管针外侧4cm处。（是图5-4的镜像）

1个穿刺套管约4cm处，位于背长肌边缘，胸腔下方4cm处。第3个（外侧）穿刺套管放置在向外侧距第1个（中间）穿刺套管约4cm处。在切开第1个穿刺套管放置位置的皮肤后，使用锋利的剪刀进入第12肋尖端的腹膜后空间。用一根手指在第12肋下从内侧、上部和侧面进行分离从而创造出工作空间。所有穿刺套管均在手指直接引导下放置，以避免意外损伤肾脏或进入腹膜（外侧套管）或胸膜间隙（内侧套管）。摄像头从中间套管置入体内，可以看到Gerota筋膜。使用LigaSure设备打开Gerota筋膜进入腹膜后间隙（图6-4）。气腹压力升高到25~30mmHg。可以看见左肾脏上覆盖的腹膜后脂肪组织，用腹腔镜下"花生米"剥离器将脂肪组织向下推，我们进入了膈肌下方的腹膜后空间（图6-5）。在肾脏上方的腹膜后空间形成后，继续保持气腹压在25~30mmHg，将摄像头从中间（第1个套管）更换到内侧（第2个套管）。使用LigaSure在肾脏的上极，继续解剖分离肾脏和肾上腺周围的脂肪组织之间的间隙（图6-6）。用腹腔镜下"花生米"将肾脏上极向下推，然后从肾脏上极的内侧面向侧方分离（图6-7）。然后沿肾上腺内侧继续解剖分离（图6-8）。可以解剖并发现从主动脉向肾上腺分支的小动脉（图6-9）。用LigaSure将这些分支切断（图6-10）。肾上腺肿瘤定位于肾上腺外侧肢上部，定位肾上腺肿瘤与正常肾上腺之间的边界（图6-11）。使用LigaSure切除肾上腺腺瘤，有肿瘤的肾上腺部分在左侧，正常的肾上腺部分在右侧，如图6-12~图6-14所示。通过保留肾上腺下内侧部分完整，我们保留了剩余肾上腺组织的功能，也保留了肾上腺主要静脉的正常回流。用钳子保持牵拉肿瘤，然后切除腹膜与肾上腺肿瘤外侧面的后方的连接（图6-15）。继续在腹膜后空间向肾上腺前方分离，将横膈膜推向前方（屏幕右上角），将肾上腺压下下方（屏幕左下角）；用钳子保持牵拉肾上腺（图6-16）。将肿瘤所在的肾上腺放入腹腔镜下取物袋中，经中间穿刺孔取出（图6-17）。在取出标本过程中，放空腹膜后间隙气腹压，过一会儿后检查可能的出血。气腹再次填充，用生理盐水充分冲洗术区（图6-18）。重新注入气腹时，任何仍有出血的血管都能被观察到并得到控制。将可吸收止血纱布放入肾上腺床（图6-19）。不用放置引流。所有穿刺切口分层关闭。用组织胶水黏合皮肤切口（图6-20）。肾上腺肿瘤部分的大体图像见图6-21。

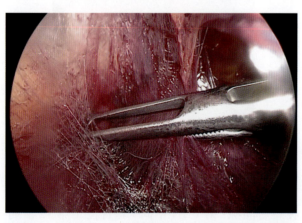
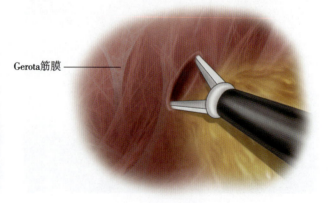

图6-4 打开Gerota筋膜进入腹膜后间隙：摄像头从中间套管置入体内，可以看到Gerota筋膜。使用LigaSure设备打开Gerota筋膜进入腹膜后间隙

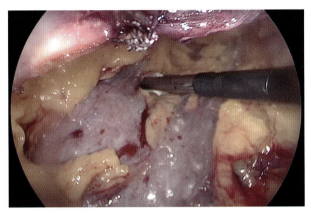
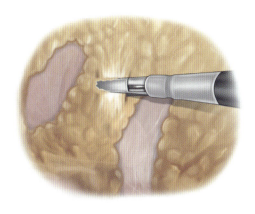

图 6-5　看见左肾脏上覆盖的腹膜后脂肪组织,用腹腔镜下"花生米"剥离器将脂肪组织向下推,我们进入了膈肌下方的腹膜后空间

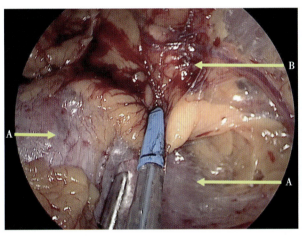
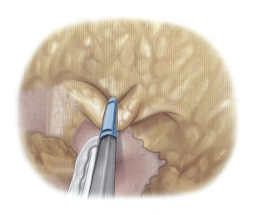

图 6-6　后腹膜腔左肾上极的分离:将摄像头从中间套管更换到内侧套管。在肾脏(A)的上极表面和包围肾上腺的脂肪组织(B)之间进行分离

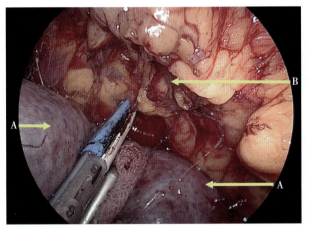
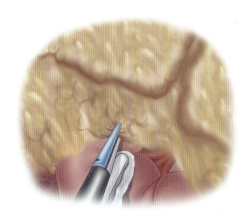

图 6-7　肾上极(用腹腔镜下花生米向左侧和下方推压)与肾上腺下方(向视野上方和右侧)的分离(B)

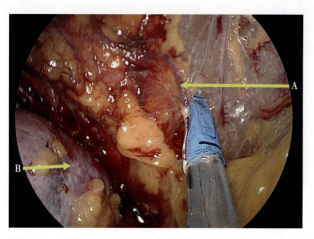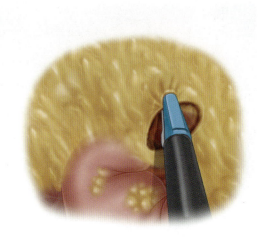

图 6-8 沿肾上腺（A）内侧继续分离（左肾（B）在屏幕左下角）

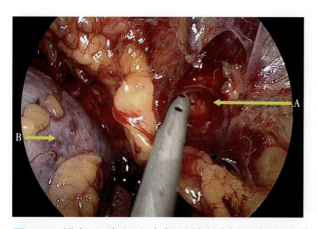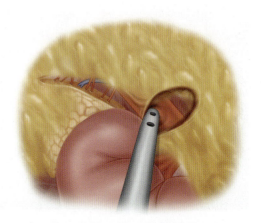

图 6-9 沿肾上腺（A）内侧继续解剖（左肾（B）位于屏幕左下角），在此可发现并分离小的肾上腺动脉

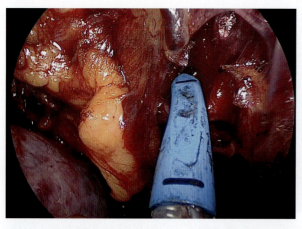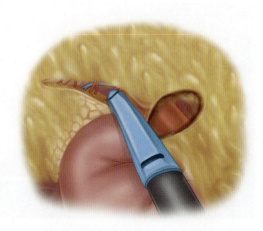

图 6-10 使用 LigaSure 切断小的肾上腺动脉

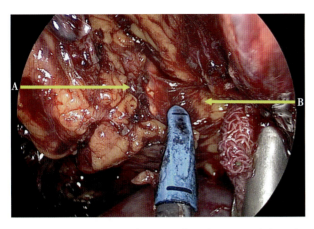
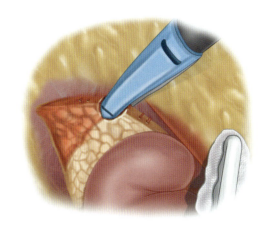

图 6-11 肾上腺肿瘤位于屏幕左侧（A），确定了肾上腺肿瘤与正常肾上腺之间的边界（B 正常肾上腺）。使用 LigaSure 切开肾上腺

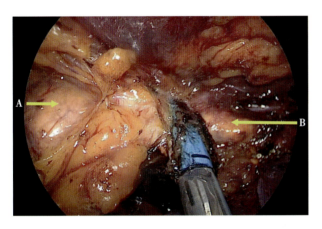
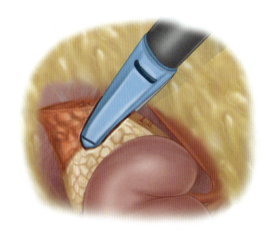

图 6-12 肾上腺肿瘤位于屏幕左侧（A）。使用 LigaSure 将肾上腺切断，肿瘤位于屏幕左侧（A），正常的肾上腺部分（B）位于屏幕的右边。肾上腺静脉从肾上腺的内侧下方部分发出（肾上腺的剩余部分在屏幕的右边）

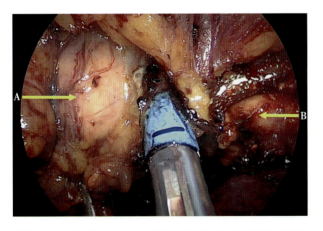
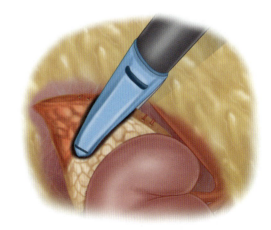

图 6-13 使用 LigaSure 进行切断，肿瘤位于左侧（A），肾上腺正常部分位于屏幕右侧（B）

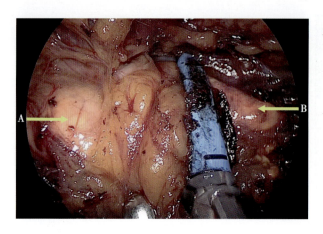
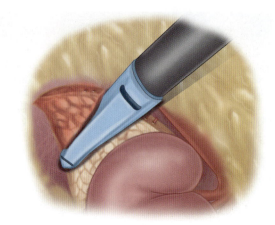

图6-14　继续使用LigaSure进行切断,肿瘤位于左侧(A),肾上腺正常部分位于屏幕右侧(B)

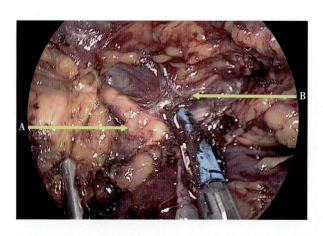
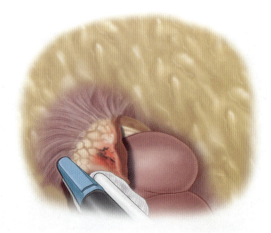

图6-15　肾上腺肿瘤远端后方附着的分离:在腹膜后间隙的后方继续分离,用钳子牵拉手术肿瘤,然后在腹膜(屏幕右上角(B))肾上腺肿瘤(屏幕左下角(A))侧方之间分离

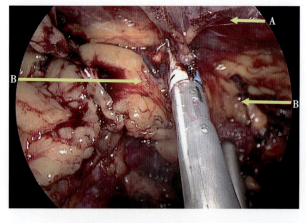
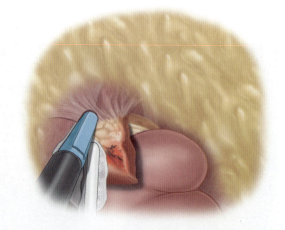

图6-16　含有肿瘤的肾上腺远端上方附着的分离:在腹膜后间隙前方进行分离,用腹腔镜下花生米牵拉含有肿瘤的肾上腺(向屏幕下方(B)),然后在横膈膜(屏幕右上角(A))同肾上腺之间进行分离

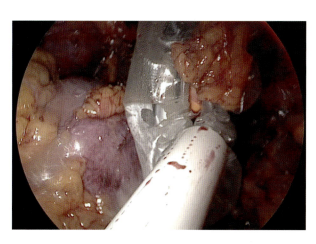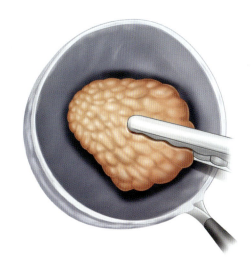

图 6-17　腹腔镜取物袋从中间套管置入,将含有肿瘤的那部分肾上腺放入袋中并取出

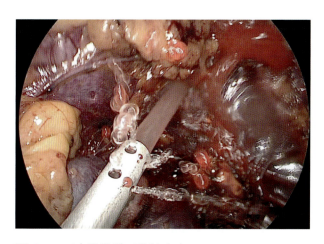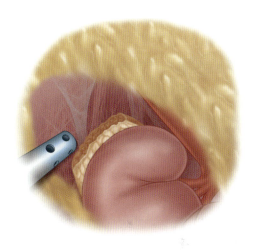

图 6-18　冲洗腔隙,进行止血

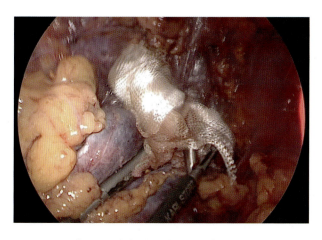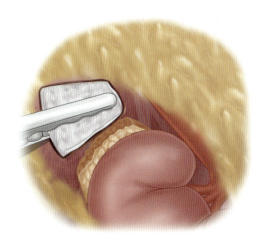

图 6-19　将止血纱布放在肾上腺床

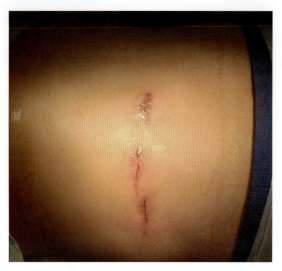

图6-20　取出所有套管，逐层缝合关闭切口，用组织胶水黏合切口

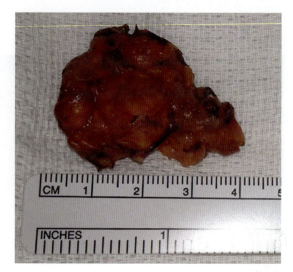

图6-21　显示含肿瘤部分的肾上腺的大体图像

（陈　鑫　译）

参考文献

1. Walz MK, Peitgen K, Hoermann R, Giebler RM, Mann K, Eigler FW. Posterior retroperitoneoscopy as a new minimally invasive approach for adrenalectomy: results of 30 adrenalectomies in 27 patients. World J Surg. 1996;20(7):769–74.
2. Walz MK, Alesina PF, Wenger FA, Deligiannis A, Szuczik E, Petersenn S, et al. Posterior retroperitoneoscopic adrenalectomy--results of 560 procedures in 520 patients. Surgery. 2006;140(6):943–8. discussion 948–50.
3. Dickson PV, Jimenez C, Chisholm GB, Kennamer DL, Ng C, Grubbs EG, et al. Posterior retroperitoneoscopic adrenalectomy: a contemporary American experience. J Am Coll Surg. 2011;212(4):659–65. discussion 665–7.
4. Lee CR, Walz MK, Park S, Park JH, Jeong JS, Lee SH, et al. A comparative study of the transperitoneal and posterior retroperitoneal approaches for laparoscopic adrenalectomy for adrenal tumors. Ann Surg Oncol. 2012;19(8):2629–34.
5. Kiriakopoulos A, Economopoulos KP, Poulios E, Linos D. Impact of posterior retroperitoneoscopic adrenalectomy in a tertiary care center: a paradigm shift. Surg Endosc. 2011;25(11):3584–9.
6. Walz MK, Gwosdz R, Levin SL, Alesina PF, Suttorp AC, Metz KA, et al. Retroperitoneoscopic adrenalectomy in Conn's syndrome caused by adrenal adenomas or nodular hyperplasia. World J Surg. 2008;32(5):847–53.
7. Chen SF, Chueh SC, Wang SM, Wu VC, Pu YS, Wu KD, et al. Clinical outcomes in patients undergoing laparoscopic adrenalectomy for unilateral aldosterone producing adenoma: partial versus total adrenalectomy. J Endourol. 2014;28(9):1103–6.
8. Walz MK. Posterior retroperitoneoscopic adrenalectomy. In: Linos DA, van Heerden JA, editors. Adrenal glands: diagnostic aspects and surgical therapy. Heidelberg: Springer; 2011. p. 333–9.

第七章

俯卧位后腹腔镜下保留皮质右肾上腺切除术

Michael E. Egger, Nancy D. Perrier

经背部入路的腹腔镜下肾上腺切除手术是切除肾上腺良性病变的一种微创方法。这种方法的优点有创伤小、术后恢复快，具有实施双侧手术而又不需要重新更换体位的能力，而且还能避免因经腹部手术而造成的腹腔粘连。我们介绍一种保留肾上腺皮质的手术方法，可以有效地治疗嗜铬细胞瘤。倘若嗜铬细胞瘤复发，应用这种方法，使得不受影响的肾上腺皮质被保留下来，避免了今后对补充类固醇激素的依赖。这种手术成功的关键有以下几点，包括术前影像了解嗜铬细胞瘤的解剖位置，术中确定合适的解剖标志，保留剩余肾上腺的血液供应。

概述

左侧或右肾上腺可以经背部入路腹腔镜方法切除。对于小于6cm的功能性或非功能性肾上腺良性肿瘤，这是一项可行性的技术。它唯一的绝对禁忌证是那些已确认的或怀疑恶性的原发性恶性肿瘤。这种方法的优点包括可不调整体位进行双侧肿瘤切除，避免了从腹部手术路径的术后粘连，还有术后耐受性良好的恢复[1,2]。

手术步骤

患者全麻后被置于俯卧折刀体位。一种Cloward外科鞍状装置用于帮助体位的固定（Surgical Equipment International, Honolulu, Hawaii）（图7-1）。这种体位，在配合使用合适型号的Cloward鞍状装置后，可让腹腔内容物垂于至身体底部，重力因素使得腹腔内容物远离后腹腔。这点至关重要，因为一旦充气完成后，这种方法可给予后腹腔提供充足的暴露空间。为了加强这种合适的体位，患者的膝关节将尽可能地处于90°的状态。患者被柔软的固定带绑定于手术床上，同时在各个压力点处垫上软垫。

恰当的留置操作孔对于手术的成功是

Electronic Supplementary Material The online version of this chapter (https://doi.org/10.1007/978-3-030-01787-3_7) contains supplementary material, which is available to authorized users.

M. E. Egger (✉)
Department of Surgery, University of Louisville,
Louisville, KY, USA
e-mail: Michael.egger@louisville.edu

N. D. Perrier
Department of Surgical Oncology, Division of Surgery, University of Texas M. D. Anderson Cancer Center, Houston, TX, USA

至关重要的。恰当的操作孔的体表定位标志包括背部正中线，椎旁肌和第11、12肋骨的尖端（图7-2）。第1个操作孔（12~15mm）位于第12肋骨尖端的下方。当一个长的钝性的剪刀尖端刺入后腹膜后，外科医生的手指可经切口进入后腹腔，并制造操作空间。在手指的帮助指引下留置内侧的操作孔（10mm），就在椎旁肌的外侧面。外侧的操作孔（5mm）位于第11肋骨尖端。我们倾向在和内侧、中间操作孔等距离的下方附加一个的5mm操作孔（图7-3）。于15mm的操作孔连接气腹管，20~24mmHg的压力下灌注气体。

在灌入气体后操作空间被直接地建立起来（图7-4）。对于右肾上腺切除手术，椎旁肌肉被界定为解剖范围的内侧（屏幕左侧）。识别肾脏后，向头端开始解剖，寻找肾上腺（图7-5）。下腔静脉位于肾上腺的内侧，构成操作空间的底面（图7-6）在彻底暴露下腔静脉之前，下腔静脉随时处于受到损伤的风险，这是整个手术过程中最危险的步骤之一。钝性和电外科设备联合解剖游离位于下方的和内侧操作孔处的肾上腺，小心地操作避免直接损伤肾上腺静脉（图7-7~图7-9）。侧面随之被成功游离开（图7-10）。在这种保留皮质的方法中，沿着残留的肾上腺最小化地进行解剖，从而保留侧支循环（图7-11）。如果肾上腺静脉还是没有被发现，现在应该剪除并离断，这样解剖彻底完成（图7-12，图7-13）。使用电外科设备离断实质组织是一种选择（图7-14）。内镜下吻合器可能会用到，但是经常没有足够的空间去使用这种内镜下吻合器。被切割下的腺体装于样本袋中，并取出。剩余的肾上腺上是应该可存活下来的，然后检查创面并进行止血（图7-15）。

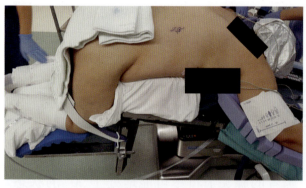

图7-1 在Cloward床垫上，患者被置于俯卧折刀位

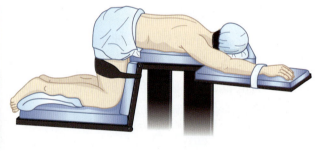

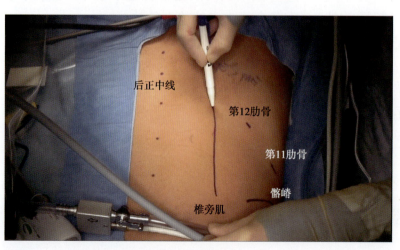

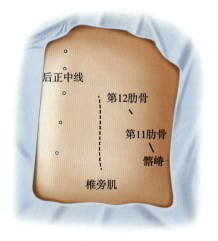

图7-2 在留置操作套管前做体表标记

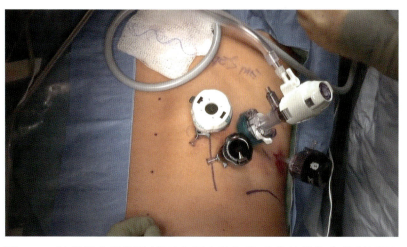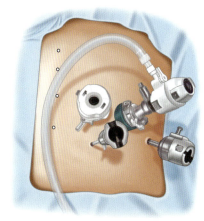

图 7-3　经背部入路腹腔镜下右肾上腺切除手术的操作套管留置图

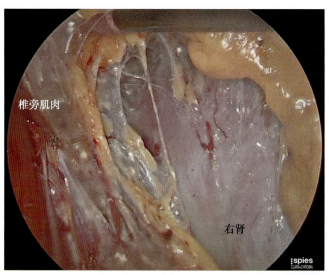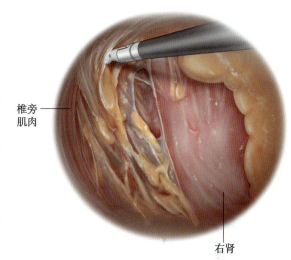

图 7-4　钝性制造后腹腔操作空间

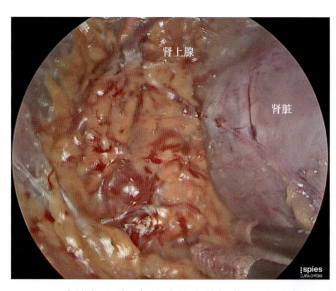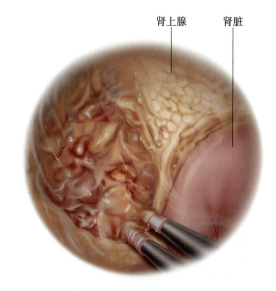

图 7-5　确认肾上腺,自肾脏的头端操作。看到其中一个嗜铬细胞瘤结节

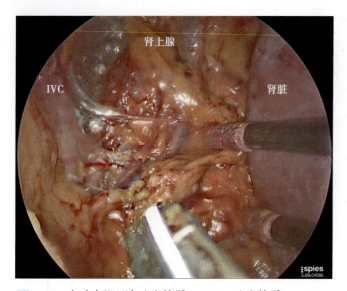

图 7-6　在内侧识别下腔静脉。IVC，下腔静脉

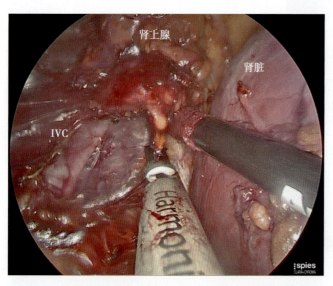 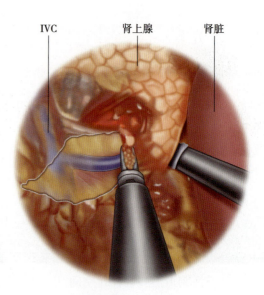

图 7-7　游离肾上腺的下极。小心操作以免撕裂肾上腺静脉。IVC，下腔静脉

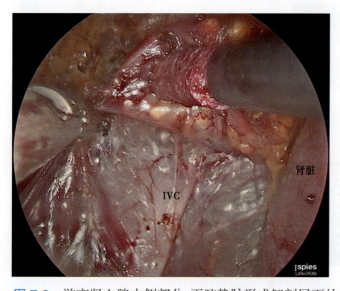 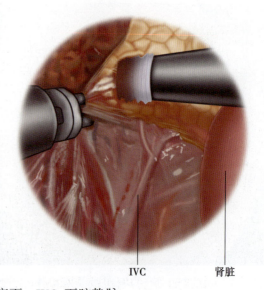

图 7-8　游离肾上腺内侧部分，下腔静脉形成解剖层面的底面。IVC，下腔静脉

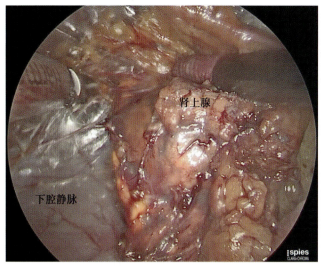
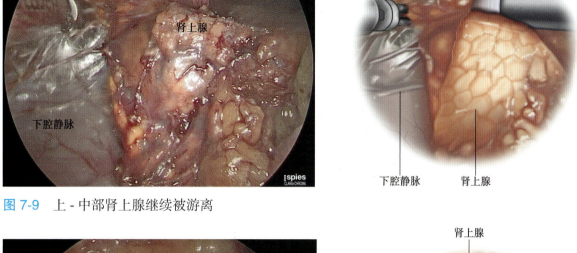

图 7-9　上 - 中部肾上腺继续被游离

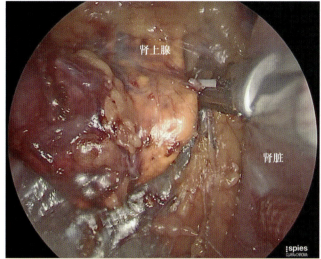
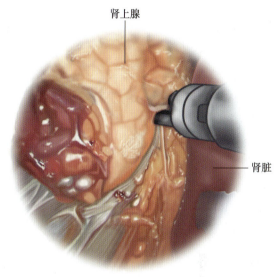

图 7-10　肾上腺与侧面的附着物被分开

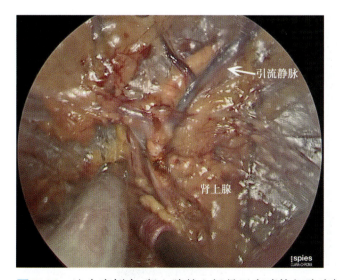
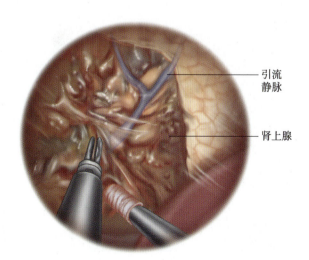

图 7-11　这个病例中,肾上腺的上极是远离嗜铬细胞瘤结节的,需要被保留。一个大的引流静脉被辨认出来

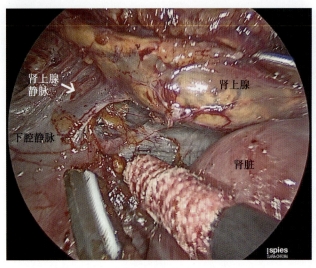

图7-12 辨认出起源于下腔静脉的肾上腺静脉

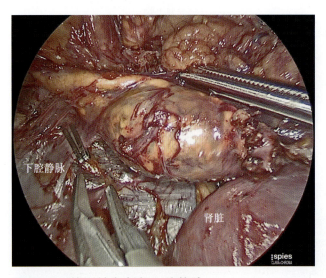
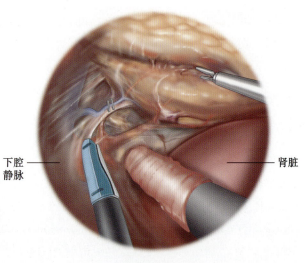

图7-13 剪开并离断肾上腺静脉

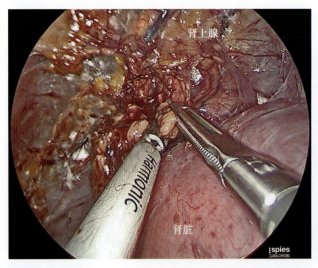
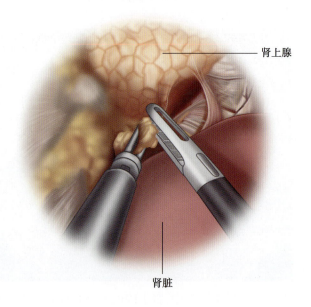

图7-14 使用电外科设备分离肾上腺实质组织

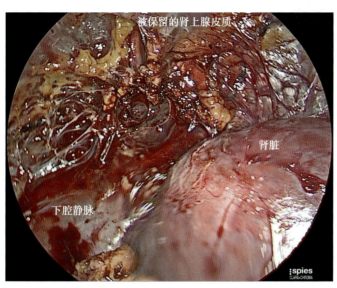
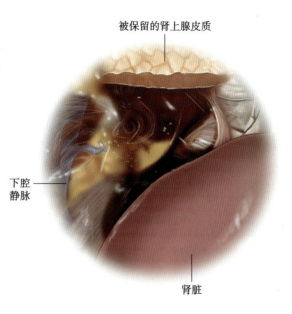

图 7-15 切除的创面,可看到被保留的肾上腺上极

病例简介

患者,男性,19 岁,伴有 VHL 综合征。患者已经确认患有视网膜和中枢神经系统血管母细胞瘤,无症状,例行体检时发现。既往病史:患者以前没有接受过任何手术治疗,唯一规律性服用的药物是哌甲酯。患者是一位大二学生。年度的生化检查显示去甲肾上腺素升高(3.4nmol/L,参考值 <0.9nmol/L),偶有头痛症状。家人说患者最近焦虑加剧。横断面影像检查显示右肾上腺的多灶性嗜铬细胞瘤,由两个结节组成,肾上腺上极无异常。左肾上腺未发现异常。手术选择为右侧经背部入路腹腔镜下保留皮质的肾上腺切除。在患有遗传性嗜铬细胞瘤的患者采用这种方法时,它已显示单侧复发率非常低,效果良好[3]。这种保留肾上腺皮质的手术方法术后患者单侧复发风险是 7%。随后对侧嗜铬细胞瘤发生率是 30%。使用这种方法,大多数患者可以保留皮质激素合成功能,甚至在那些对侧发生嗜铬细胞瘤的患者中也是如此。术后患者随访,78% 的患者在三年内不依赖皮质激素。在可能的情况下进行保留皮质的肾上腺切除术的根本原因是,一旦今后肿瘤复发需要完整切除肾上腺时,患者不至于完全依赖类固醇激素。

这个患者在手术前 3 周开始使用 α- 受体阻滞剂多沙唑嗪。初始剂量是 0.5mg 每晚;并没有必要调整药物剂量。患者同时也被建议在手术之前控制盐的摄入。β- 受体阻滞剂没有必要使用。患者的血压变化和症状被临床医务人员在门诊进行监测。患者术后恢复良好,安全出院。最终病理结果显示两个嗜铬细胞瘤分别为 2.2cm 和 1.5cm。

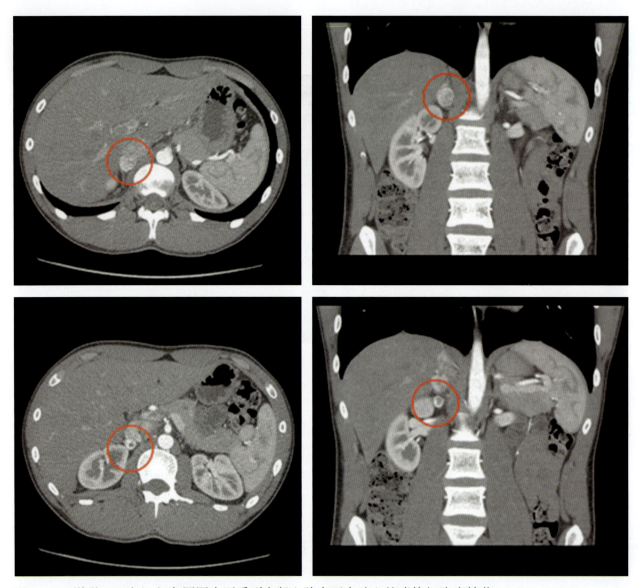

图 7-16　增强 CT 对比，红色圆圈中可看到右肾上腺有两个独立的嗜铬细胞瘤结节

（郝钢跃　译）

参考文献

1. Dickson PV, Alex GC, Grubbs EG, Ayala-Ramirez M, Jimenez C, Evans DB, et al. Posterior retroperitoneoscopic adrenalectomy is a safe and effective alternative to transabdominal laparoscopic adrenalectomy for pheochromocytoma. Surgery. 2011;150(3):452–8.
2. Callender GG, Kennamer DL, Grubbs EG, Lee JE, Evans DB, Perrier ND. Posterior retroperitoneoscopic adrenalectomy. Adv Surg. 2009;43:147–57.
3. Grubbs EG, Rich TA, Ng C, Bhosale PR, Jimenez C, Evans DB, et al. Long-term outcomes of surgical treatment for hereditary Pheochromocytoma. J Am Coll Surg. 2013;216(2):280–9.

第八章

机器人辅助经腹膜左肾上腺切除术

Claire Nomine-Criqui, Cyrille Buisset, Laurent Bresler, Laurent Brunaud

病例简介

患者，女性，59岁，因面部、胸部多毛症接受肾上腺筛查，无肾上腺亢进临床表现。实验室检查显示血浆睾酮水平升高（是正常上限的两倍）、SDHEA水平显著升高（是正常上限的10倍）。尿游离皮质醇水平正常。影像学检查显示：左肾上腺5cm肿物，符合肾上腺皮质腺瘤表现，无明显周围组织浸润表现。对侧肾上腺及双侧卵巢正常。FDG-PET检查显示：左肾上腺中度摄取升高（肿瘤/肝脏SUV比值=2.1）。

手术步骤

完全机器人辅助经腹膜侧入路行左肾上腺切除。患者采取右侧卧位，腰部上曲。通过左肋下"开放"通道置入12mm腹腔镜穿刺套管，腹腔镜（0°镜）辅助下置入另外4枚穿刺套管：左肋下2枚8mm穿刺套管，左肋下较低位置分别置入一枚5mm穿刺套管和一枚10mm穿刺套管，供一助操作使用。机器人系统（da Vinci Si Surgical System, Intuitive Surgical®）置于患者左肩处并固定。本术式的第一步是游离胰体尾部，进而将胰脾组织向中线推移（图8-1~图8-4）。找到左肾上腺肿物，切开肾筋膜（图8-5~图8-7）。将肾上腺肿瘤与胰体尾分离，注意暴露脾血管。准确解剖左肾静脉，找到肾上腺静脉主干（图8-8~图8-12）。为了便于在肾上腺静脉主干处理过程中控制肾上腺肿瘤，可以先将肾上腺下外侧壁和肾周脂肪与肾静脉和肾上极分离开（图8-13~图8-17）。这一步可以更好地暴露肾上腺静脉主干。随后解剖肾上腺静脉主干，使用机器人不可吸收止血夹（Hem-o-lock®，Weck-Telefex公司）夹闭并切断主干（图8-18~图8-23）。之后将肾上腺肿物从后方的髂腰肌完全解剖、游离，并使用单极电凝钩和双极电凝钳仔细将其与胃分离（图8-24~图8-26）。将标本放入塑料标本袋中并经

Electronic Supplementary Material The online version of this chapter (https://doi.org/10.1007/978-3-030-01787-3_8) contains supplementary material, which is available to authorized users.

C. Nomine-Criqui · C. Buisset · L. Bresler · L. Brunaud (✉)
Department of Surgery, University of Lorraine, CHU NANCY Brabois Hospital, Lorraine, France
e-mail: l.brunaud@chru-nancy.fr

© Springer Nature Switzerland AG 2019
A. Shifrin (ed.), *Atlas of Adrenal Surgery*, https://doi.org/10.1007/978-3-030-01787-3_8

一助操作孔取出（图8-27）。手术时间90分钟。术后未出现并发症，住院时间2天。术后病理提示肾上皮质瘤，Weiss评分1分，最大直径5.1cm，未侵及包膜。术后及术后2年内患者睾酮和SDHEA维持在正常水平，术后患者多毛症改善，但未完全消失。微创腹腔镜肾上腺切除术已经取代了开放肾上腺切除术，成为大多数外科相关肾上腺疾病的标准治疗手段[1]。机器人辅助肾上腺切除术代表了常规腹腔镜技术的重要技术革新，方便了微创术式的开展[2]。

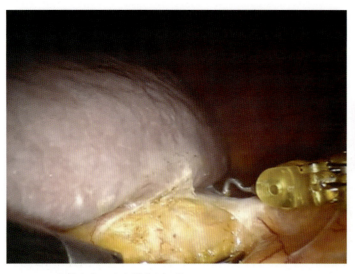 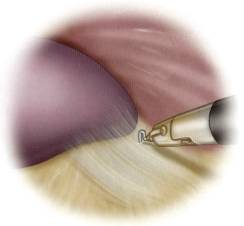

图8-1　解剖、切开脾外侧腹膜

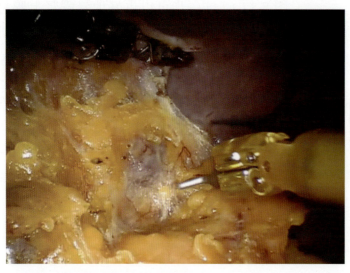 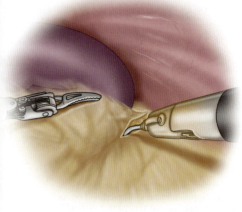

图8-2　解剖胰尾后壁，推移脾脏

第八章　机器人辅助经腹膜左肾上腺切除术　55

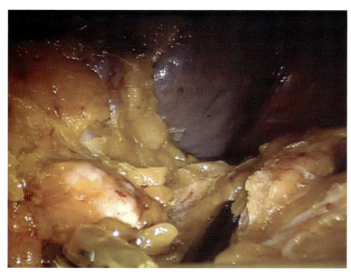
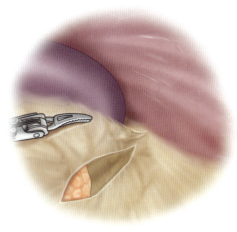

图 8-3　开始游离胰尾后壁

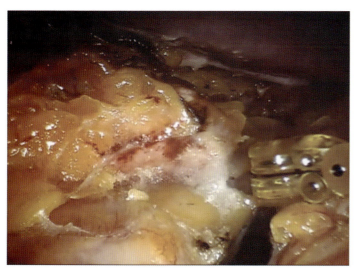
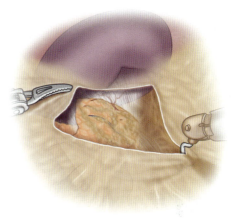

图 8-4　胰尾后方解剖

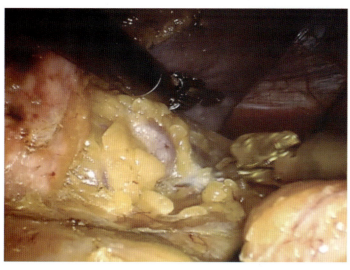
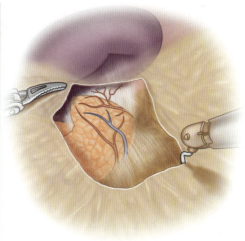

图 8-5　胰尾后方的解剖，脾动脉已显露

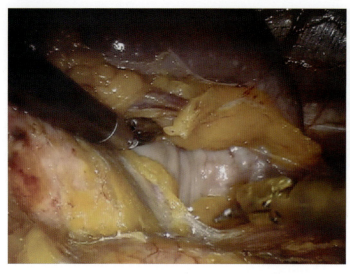

图 8-6 游离胰腺后壁并推移脾脏后,胃后壁显露良好

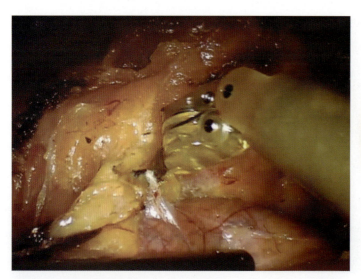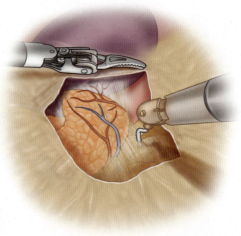

图 8-7 开始分离胰腺与左肾上腺

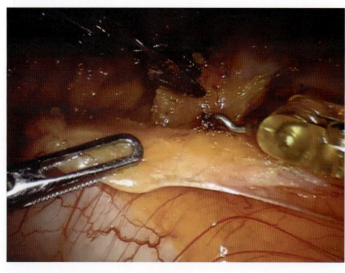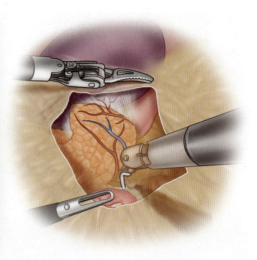

图 8-8 向下解剖,推移结肠左曲

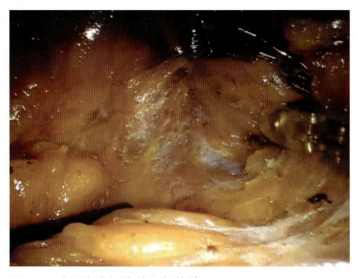 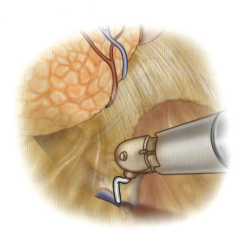

图 8-9　向下解剖,暴露左肾静脉

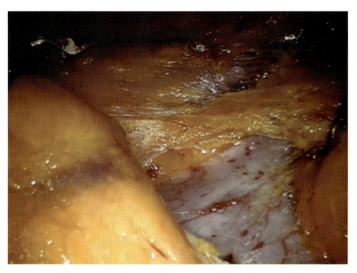 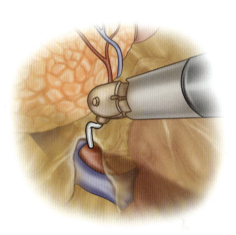

图 8-10　游离左肾静脉上缘,暴露肾上腺静脉主干

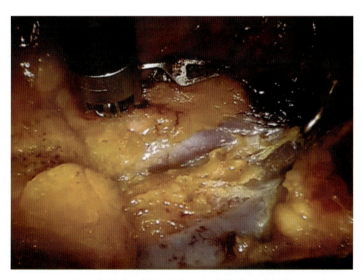 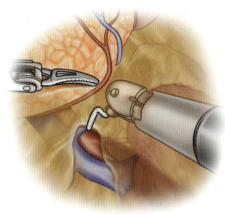

图 8-11　进一步游离胰尾后壁,脾动静脉已暴露

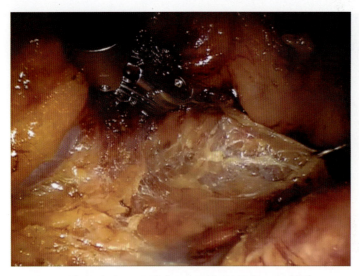
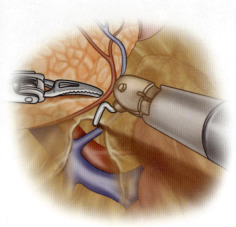

图 8-12 结束胰腺后壁游离,右下角可见肾上腺肿瘤

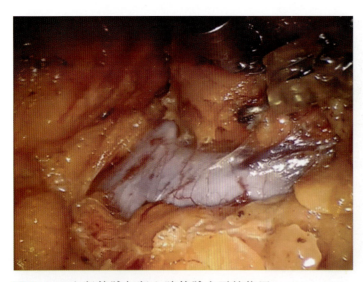
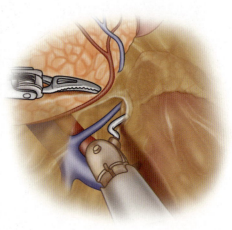

图 8-13 左肾静脉与肾上腺静脉主干的位置

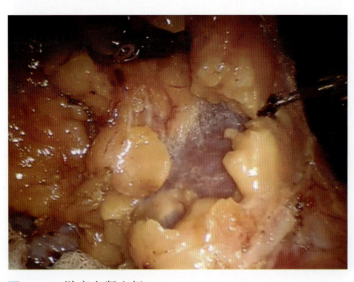
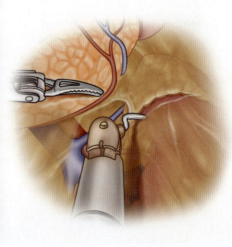

图 8-14 游离左肾上极

第八章 机器人辅助经腹膜左肾上腺切除术 59

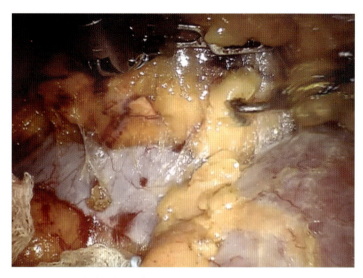 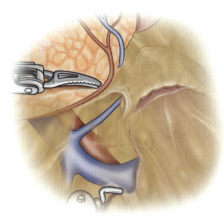

图 8-15 左肾静脉全貌（上缘）

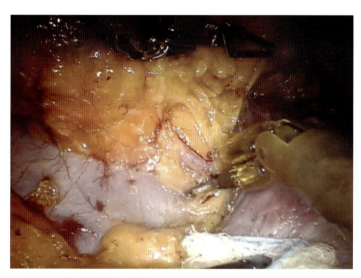 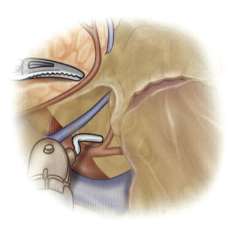

图 8-16 解剖副肾动脉

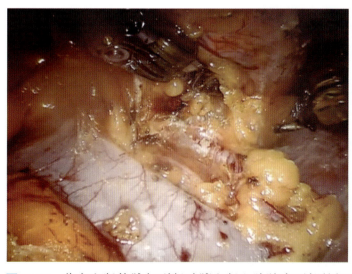 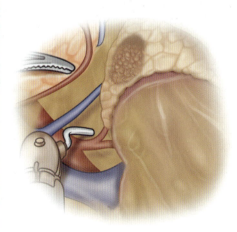

图 8-17 分离左肾静脉与副肾动脉和肾上腺肿瘤下部的间隙

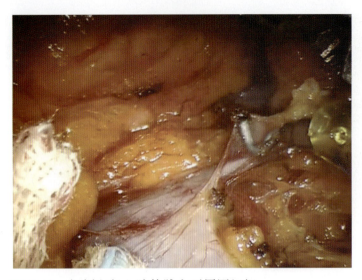 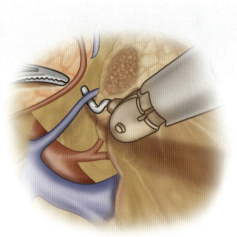

图 8-18　解剖左肾上腺静脉主干周围组织

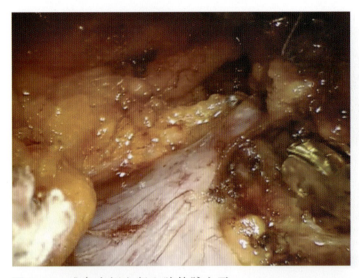 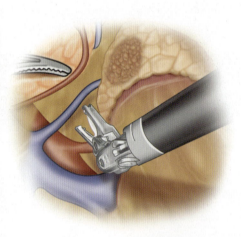

图 8-19　准备夹闭左肾上腺静脉主干

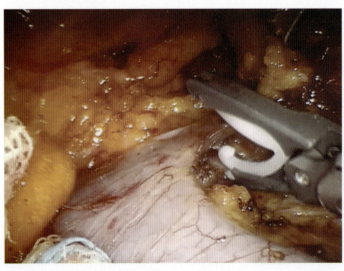 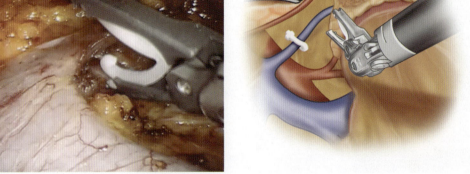

图 8-20　在近肾静脉侧夹闭肾上腺静脉

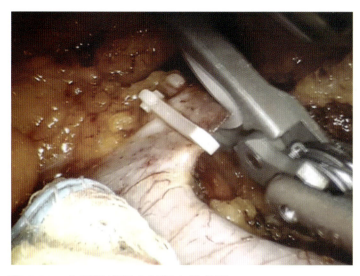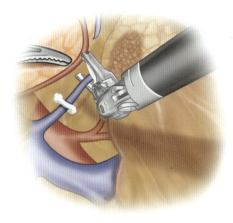

图 8-21　在近肿瘤侧夹闭肾上腺静脉

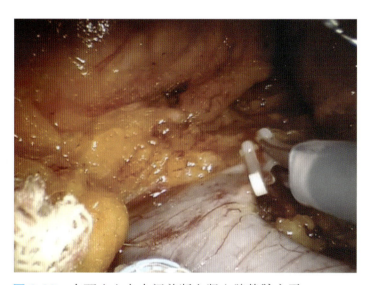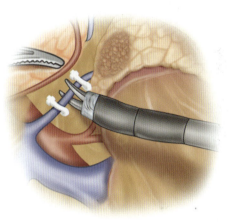

图 8-22　在两止血夹中间剪断左肾上腺静脉主干

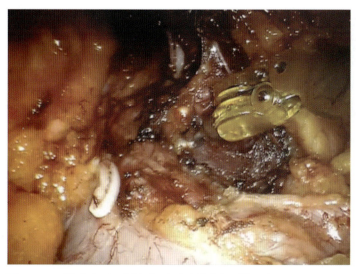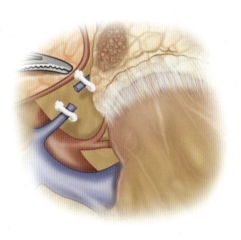

图 8-23　游离肾上腺肿瘤后壁（髂腰肌附近）

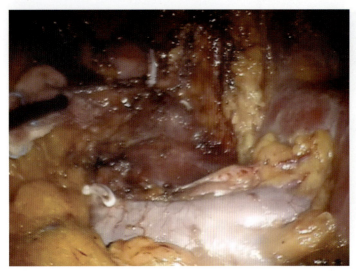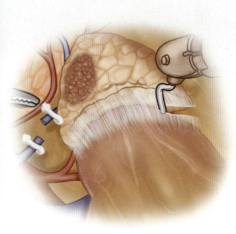

图 8-24 解剖接近完成时的视野

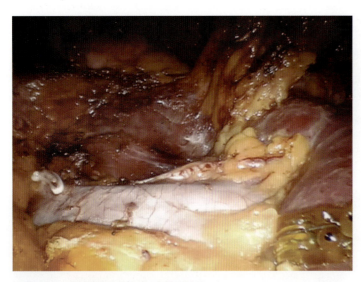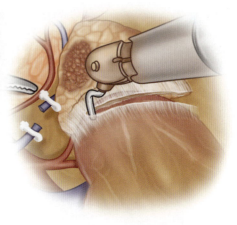

图 8-25 解剖接近完成时的视野

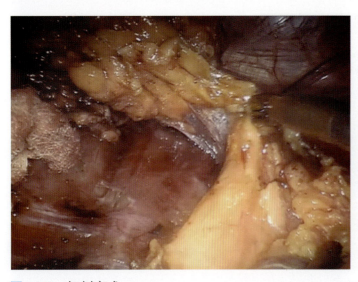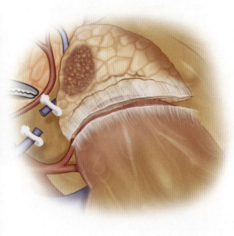

图 8-26 解剖完成

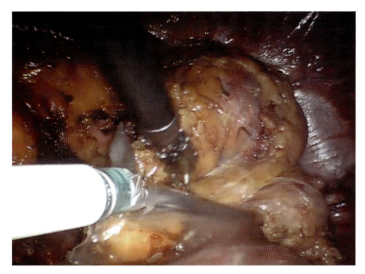
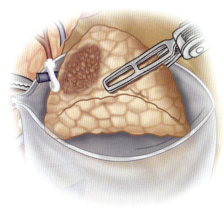

图 8-27　使用标本袋取出标本

（张玉石　译）

参考文献

1. Shen WT, Sturgeon C, Duh QY. From incidentaloma to adrenocortical carcinoma: the surgical management of adrenal tumors. J Surg Oncol. 2005;89:186–92.
2. Nomine-Criqui C, Germain A, Ayav A, Bresler L, Brunaud L. Robot-assisted adrenalectomy: indications and drawbacks. Updat Surg. 2017; https://doi.org/10.1007/s13304-017-0448-6.

第九章

机器人辅助经腹膜右肾上腺切除术

Claire Nomine-Criqui，Camille Gaulier，Marc Klein，Laurent Brunaud

病例简介

患者，女性，49岁，体检发现右肾上腺偶发瘤。各项化验结果正常，诊断为无功能肾上腺肿瘤。CT示右肾上腺4.2cm皮脂腺瘤。FDG-PET示左肾上腺中度摄取（肿瘤/肝脏SUV比值2.5）。

手术步骤

经过多学科会诊后，拟行经腹膜机器人辅助右肾上腺切除术。患者左侧"折刀"卧位。右侧肋缘下置入12mm套管用于放置镜头。腹腔镜（0度镜）监视下置入其余4个套管：2个8mm右侧肋下套管、1个12mm套管（一助左手）和1个10mm套管（一助右手，用于牵引肝脏）。机器人cart（da Vinci® Si Surgical System，Intuitive Surgical）置于患者右肩上方，常规完成组装。

腹腔内探查发现腹膜后肿物。打开右侧三角韧带，将肝脏向中线牵引（图9-1~图9-3）。显露下腔静脉右侧。右肾上腺和周围脂肪一同整块切除。首先从右肾上极外侧开始游离，这样有助于充分游离肾上腺肿物，从而显露下腔静脉侧后方。然后沿下腔静脉向上游离肿瘤内侧缘（图9-4，图9-5）。Hem-o-lok（Hem-o-lok®，Weck-Telefex Europe Ltd.）钳夹并切断中央静脉（图9-6~图9-9）。

接下来，将肾上腺肿物背侧从髂腰肌完全游离（图9-10~图9-16）。手术时长45分钟。术后无并发症，住院时间3天。术后病理回报为肾上腺皮质腺瘤，直径4.1cm，Weiss评分0分，无包膜侵犯（图9-17）[1]。在一些特殊情况下（如肿瘤大或患者肥胖），机器人因其操作灵活、3D视野和为术者提供的舒适体位，可能有助于准确、安全的切除肿瘤[2]。

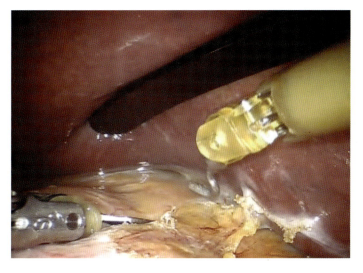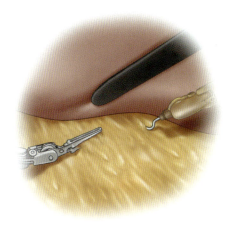

图 9-1 切开右侧三角韧带、牵拉肝脏

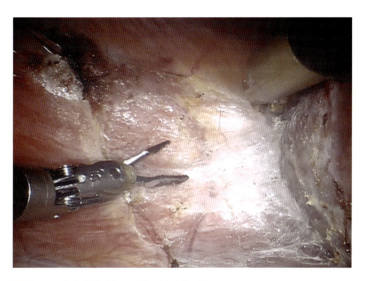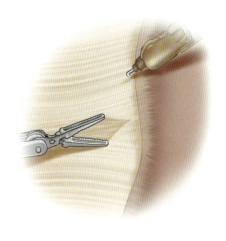

图 9-2 切开右侧三角韧带（细节）

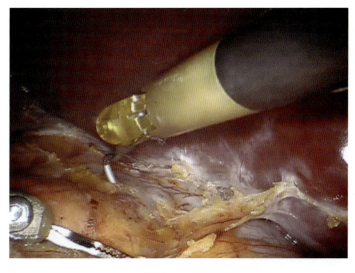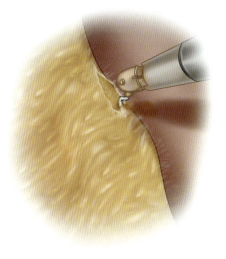

图 9-3 显露肝后下腔静脉

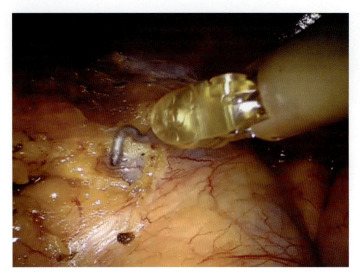 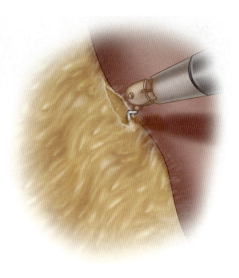

图 9-4 游离肝后下腔静脉右侧面

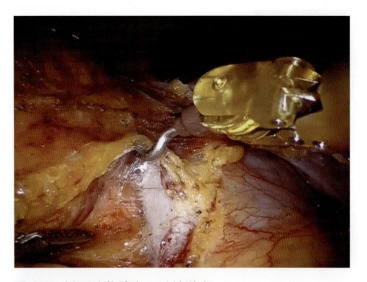 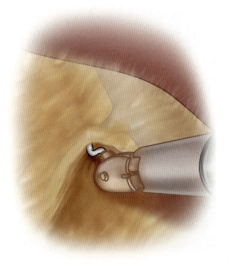

图 9-5 沿下腔静脉向上继续游离

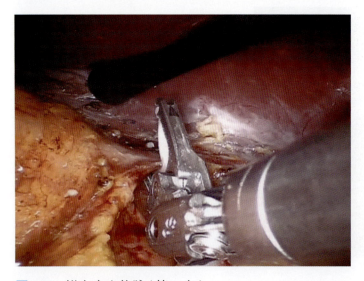 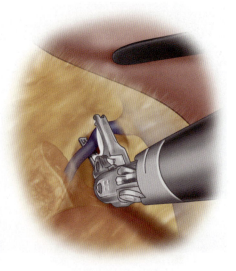

图 9-6 钳夹中央静脉（第一夹）

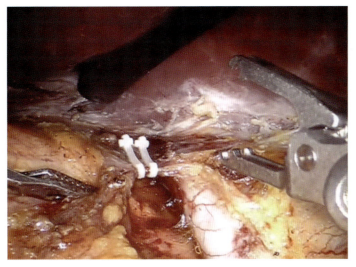 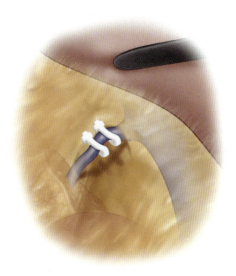

图 9-7　钳夹中央静脉（第二夹）

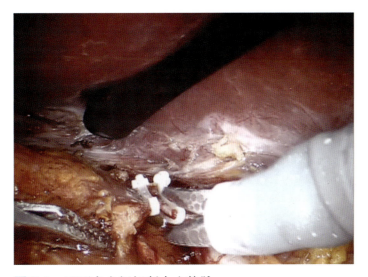 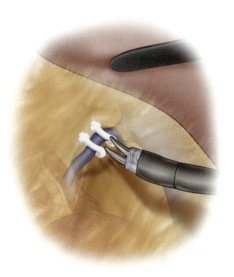

图 9-8　于两夹之间切断中央静脉

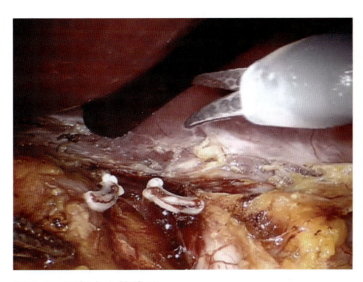 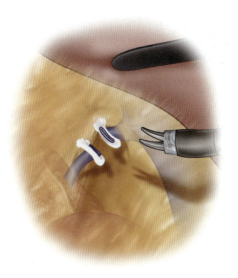

图 9-9　切断中央静脉后

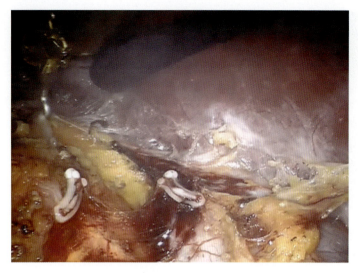 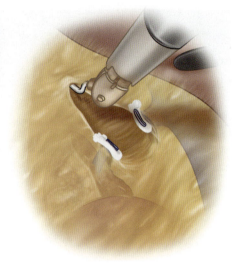

图 9-10 游离右肾上腺肿物上极

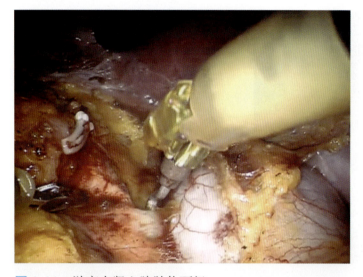 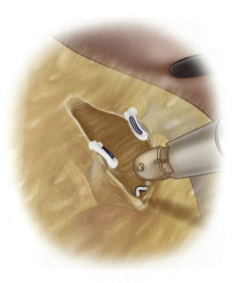

图 9-11 游离右肾上腺肿物下极

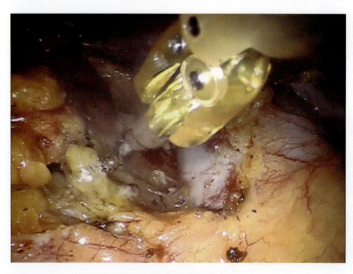 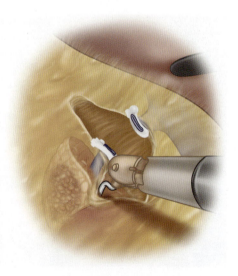

图 9-12 开始游离肿物背侧（髂腰肌）

第九章 机器人辅助经腹膜右肾上腺切除术

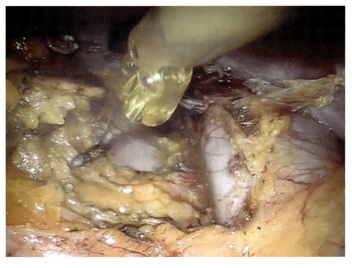

图 9-13 游离肿物背侧

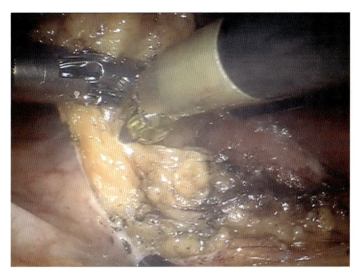 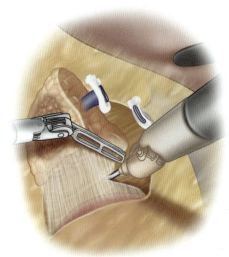

图 9-14 继续游离肿物背侧

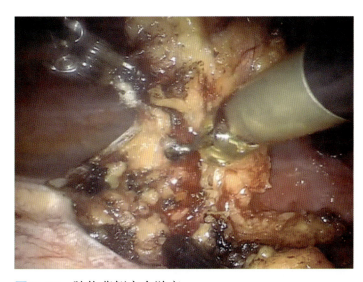 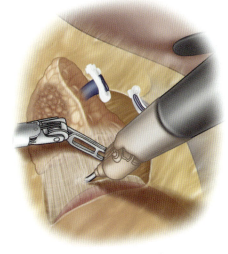

图 9-15 肿物背侧完全游离

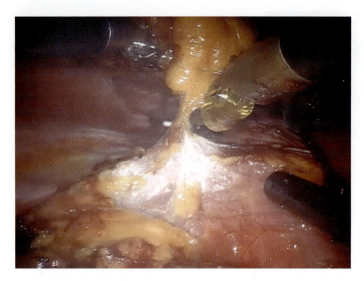

图 9-16　切除右肾上腺

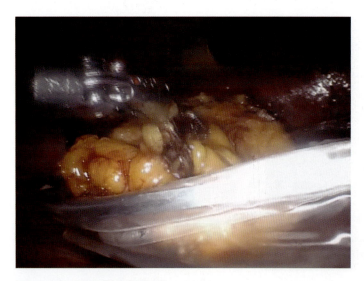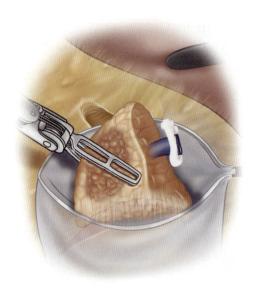

图 9-17　标本装入标本袋

（张　争　译）

参考文献

1. Shen WT, Sturgeon C, Duh QY. From incidentaloma to adrenocortical carcinoma: the surgical management of adrenal tumors. J Surg Oncol. 2005;89:186–92.
2. Nomine-Criqui C, Germain A, Ayav A, Bresler L, Brunaud L. Robot-assisted adrenalectomy: indications and drawbacks. Updat Surg. 2017;69(2):127–33.

第十章

机器人辅助经腹腔右肾上腺切除术

Hyunsuk Suh, William B. Inabnet III

概述

自 21 世纪初推出以来,一些外科医生已经使用机器人平台,并将微创手术和先进的机器人手术相结合发挥其优势,如三维可视化、视野放大、精细解剖以及仪器的灵活操作性。

比较腹腔镜肾上腺切除术,机器人腹腔镜肾上腺切除术既可经腹也可以腹膜后进行,这取决于所接受的培训和个人偏好。文献已经证明了这两种方法的安全性和有效性,但本章将集中讨论正确的机器人肾上腺切除术方法[1~4]。

人们普遍认为,经腹入路的优点是最佳的工作空间、熟悉的解剖标志和易于转换为开放手术,这使得该入路更适合于瘤体更大、潜在恶性的或其他具有挑战性的病例。

机器人腹腔镜肾上腺切除术的学习曲线将取决于外科医生在肾上腺切除术以及机器人技能方面的一般经验,但根据先前的研究,在 20~30 例机器人腹腔镜肾上腺切除术的学习积累之后,手术结果与传统腹腔镜手术的结果相当。

机器人腹腔镜肾上腺切除术的围术期治疗和处理与腹腔镜经腹肾上腺切除术相似(参见第三章)。

手术步骤

手术步骤如图 10-1~ 图 10-17 所示。

讨论与缺陷

机器人辅助腹腔镜肾上腺切除术的手术适应证和禁忌证以及手术安全可靠的技术关键原则与腹腔镜手术类似。

自 Gagner 等人于 1992 年首次完成腹腔镜肾上腺切除术以来[5]。腹腔镜肾上腺切除术成为肾上腺良性肿瘤和偶发瘤的标准治疗方法。Piazza 等人于 1999 年完成了第一例

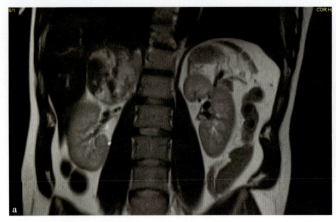
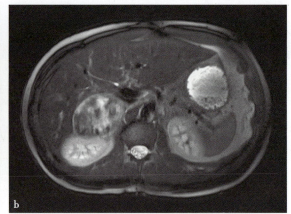

图 10-1　手术适应证：33 岁男性诊断为 1 型皮肤神经纤维瘤病，临床表现为发作性高血压病史 1 年，右肾上腺区直径 10cm 肿块。生化检测显示肾上腺素和去甲肾上腺素水平升高，对侧肾上腺正常，未提示肾上腺外存在副神经节瘤的情况。神经纤维瘤病增加副神经节瘤和双侧嗜铬细胞瘤的风险，保留正常肾上腺皮质的右肾上腺肿瘤切除术因此被考虑，但考虑到肾上腺病变的大小，该患者选择了肾上腺全切术，术后严密监测复发情况。术前用 α- 受体阻滞剂（苯氧苄胺滴定 14 天）和 β- 受体阻滞剂（普萘洛尔）治疗反射性心动过速

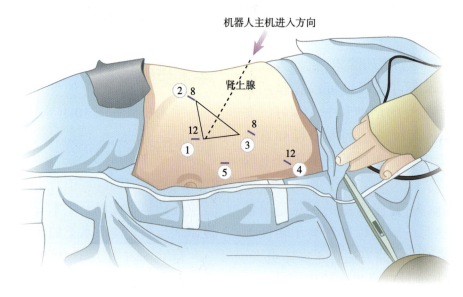

图 10-2　患者体位。侧卧位并屈曲使髂嵴与肋弓之间的间隙最大化（类似于腹腔镜手术）

机器人腹腔镜肾上腺切除术[6]。尽管发表了大量研究，但这两种方法没有显示出临床意义上的优劣[2,4,6-10]。根据外科医生的偏好和训练背景，腹腔镜手术和机器人手术都可以被安全有效地施行。

开放肾上腺切除术是目前治疗肾上腺皮质癌或高度怀疑恶性的肾上腺大肿瘤的标准[11]。

【围术期处理】围术期应采用多学科方法进行准确诊断和医学处理。

【穿刺套管定位】
● 穿刺套管之间的良好三角形关系和足够的穿刺套管距离可最大限度地减少机械臂的冲突。对于肥胖患者，考虑使用超长的穿刺套管，并在穿刺套管插入过程中调整角度，以尽量减少腹壁张力对操作的影响。

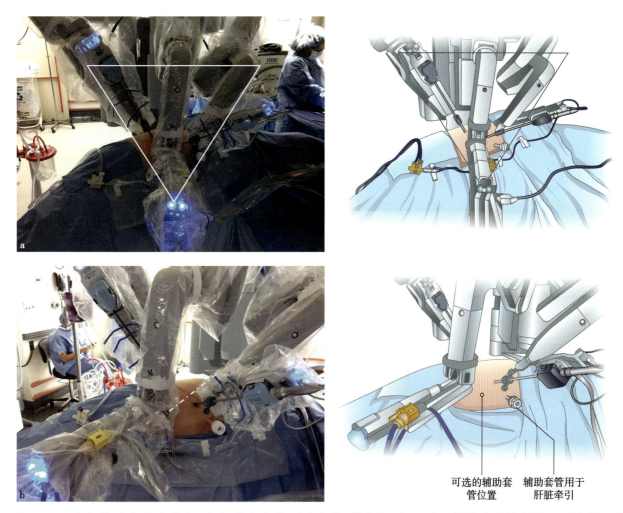

图 10-3 主机推车定位和停靠:主机推车应接近手术台,使主机、肾上腺和摄像头套管的位置处在同一轴线。此外,穿刺套管之间形成的良好三角形关系及适当的套管距离可以减少机械臂的冲突。调整机械臂以保持理想的三角形关系

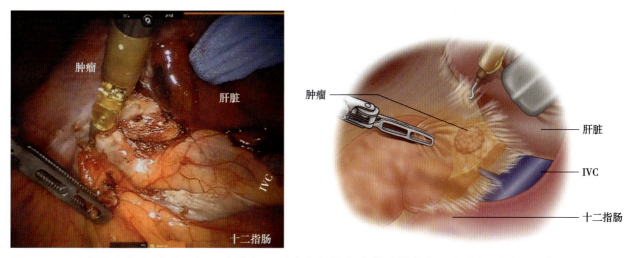

图 10-4 肝脏的游离和暴露。肾上腺肿瘤和肝脏之间的紧密粘连被仔细地解剖和分离,肿瘤或肝脏没有包膜损伤。应确定重要的标志物(即下腔静脉、十二指肠、胆囊、胃、肾等)。IVC,下腔静脉

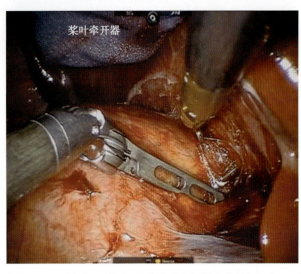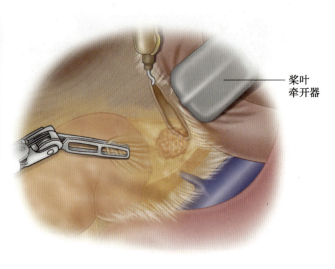

图 10-5　肿瘤上缘应完全与腰大肌和膈肌分离。牵拉力可由桨叶牵开器提供

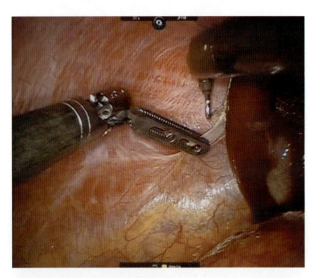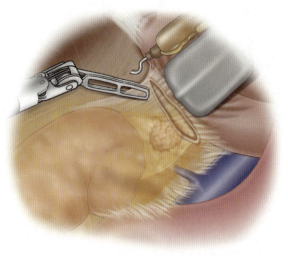

图 10-6　肝右三角韧带被分开以便进一步显露肿瘤

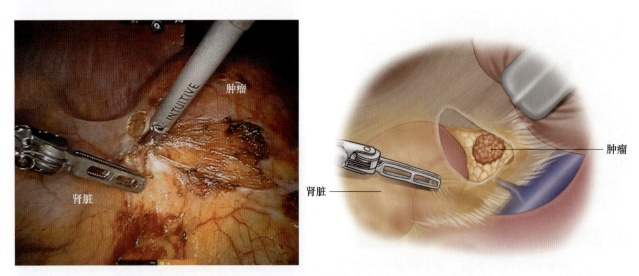

图 10-7　Gerota 筋膜剥离及肿瘤下缘的显露。肾脏和肿瘤之间的平面显露是通过切开 Gerota 筋膜完成的

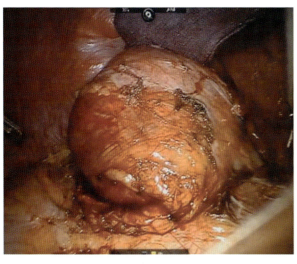 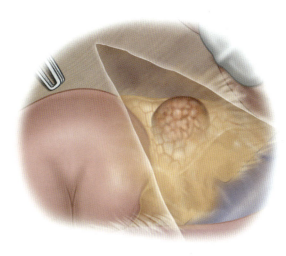

图 10-8　除内侧缘外,肿瘤应在解剖结束时切断所有血供并充分游离

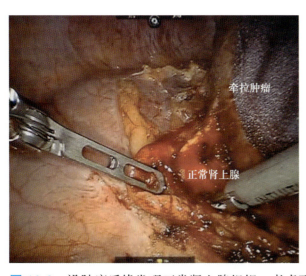 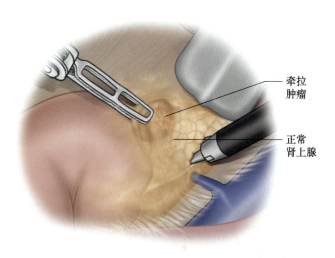

图 10-9　沿肿瘤后缘发现正常肾上腺组织。考虑到肿瘤的大小,不进行保留正常肾上腺皮质的肾上腺肿瘤切除术,而是进行肾上腺全切术

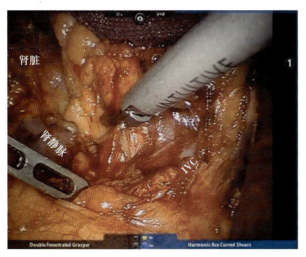 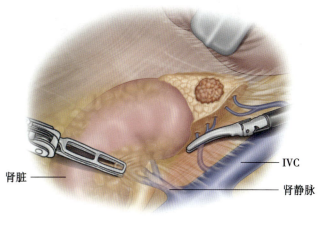

图 10-10　通过度牵引拉体积较大肿瘤的瘤体和侧面显露肾静脉和下腔静脉,识别和仔细解剖肾静脉和下腔静脉。切除肾周脂肪以避免瘤体的包膜损伤或包膜下剥离。IVC,下腔静脉

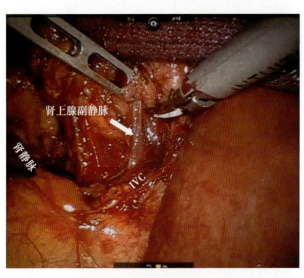
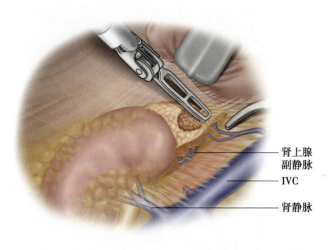

图 10-11　多只肾上腺静脉可能存在，特别是当肿瘤较大且有丰富血管时，如嗜铬细胞瘤。在接近下腔静脉的肾静脉旁结扎肾上腺素上腺静脉。IVC，下腔静脉

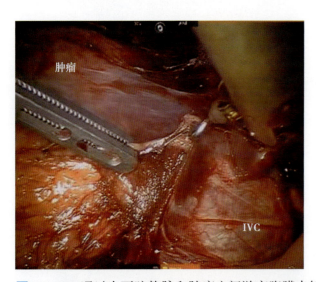
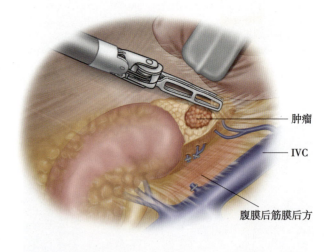

图 10-12　通过在下腔静脉和肿瘤之间游离腹膜来解剖肿瘤内侧边界。IVC，下腔静脉

第十章　机器人辅助经腹腔右肾上腺切除术

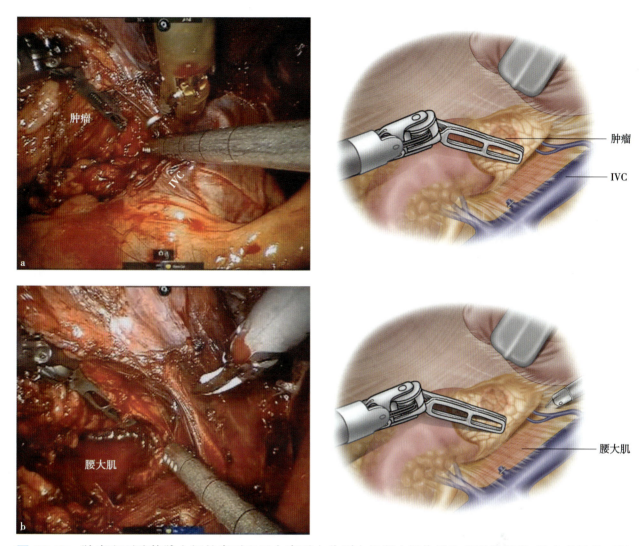

图 10-13　肿瘤和下腔静脉之间的牵引和反向牵引力分别由机器人操作钳和吸引器提供,以实现最佳可视化和安全解剖。腹膜后筋膜作为肿瘤的后缘进行暴露。肿瘤从下腔静脉的侧面和前面被游离开。IVC,下腔静脉

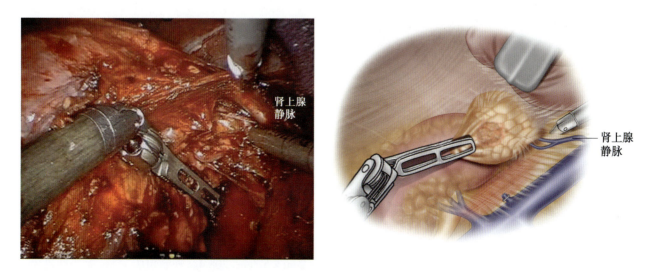

图 10-14　在肿瘤上缘,肾上腺静脉被超声能量装置定位和结扎

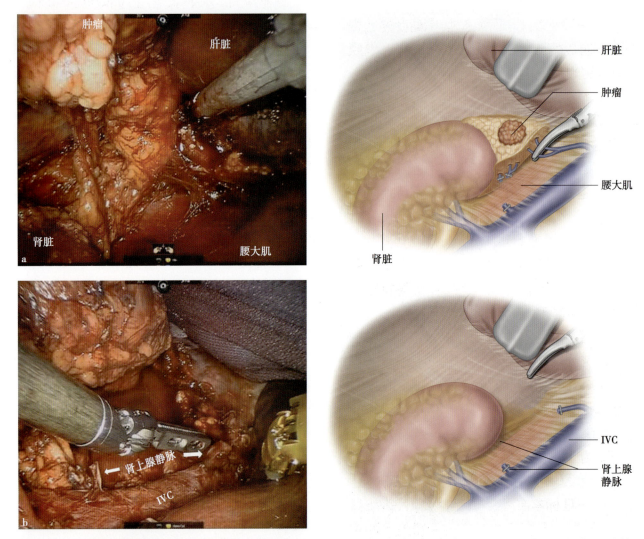

图 10-15 腹膜后和肾上腺后方的脂肪组织完全从腹膜后剥离。检查肿瘤床是否止血良好,包括肾上腺静脉的结扎。IVC,下腔静脉

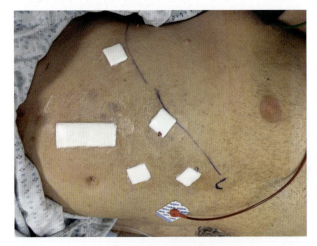

图 10-16 位于旁正中的摄像头位套管切口被垂直延伸,用于使用腹腔镜标本袋将标本取出

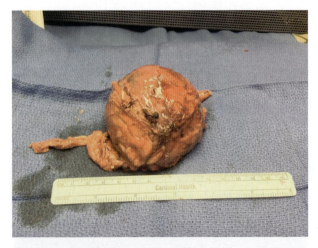

图 10-17 最终病理诊断为嗜铬细胞瘤(11.0cm×8.2cm×5.3cm,208.4g,肿瘤包膜完整,无恶性迹象)

【肿瘤/肾上腺的显露】
- 一般情况下,沿无血管平面及肾上腺周围脂肪组织进行解剖,以避免肾上腺包膜损伤和出血。
- 充分牵拉游离肝脏以找到肿瘤的上缘,并沿着容易识别的肾上极进行解剖,这样通常较易提供一个干净的解剖平面。
- 结肠肝曲的游离通常是不必要的。
- 延腰大肌和腰方肌方向对膈肌进行后路解剖。

【肾上腺静脉定位与结扎】
- 在显露的早期或当肾上腺腺体和肿瘤被充分游离和阻断血供后,肾上腺静脉可以被安全定位和结扎。
- 肾上腺静脉可以用先进的能量装置如超声刀或血管夹和腹腔镜剪刀结扎和离断。
- 右肾上腺静脉通常是短的,位于肾上腺的前缘附近,位于心尖附近下腔静脉(IVC)的后外侧。
- 肾上腺素上腺静脉可能存在。

【标本取出和切口关闭】
- 一旦标本准备好取出,机器人手臂需移除,通过位于旁正中切口的摄像头穿刺套管使用腹腔镜取物袋取出标本。
- 根据需要可垂直延展旁正中切口。
- 放置引流管并不被推荐。
- 腹壁筋膜需要把两层(腹直肌前、后鞘)均封闭。

【入路】Hasson 或 Gasless 直接入路可用于右肾上腺切除术。

【穿刺套管位置】总共可以使用 4~5 个穿刺套管,包括摄像头、机器人设备和辅助穿刺套管。根据术者的喜好,可使用机器人或腹腔镜器械进行肝脏牵拉。肝脏牵拉使用 Endo-Paddle Retract 12mm 器械(Medtronic; Minneapolis, MN, USA)可促进肝脏的牵拉,该器械可为肝脏和肾上腺肿瘤提供无损伤的牵拉。

一般来说,机器臂各套管间至少间隔 8cm,以实现最佳操作性。

1. 摄像头套管应放置在平脐的水平线上。使用更具延展性的垂直切口,有利于腹直肌前、后鞘的闭合。
2. 外侧机器人套管(5~8mm)位置要比右侧辅助套管高出 3~4cm,距摄像头套管至少 8cm。
3. 内侧机器人套管(5~8mm)位于锁骨中线肋缘下 2~3cm,距摄像头套管至少 8cm。
4. 辅助套管(12mm)位于上腹部,用于肝脏牵拉。或者可以用于三号机械臂的使用。
5. 可选择的第二助手套管(5mm)用于吸引器或附加操作的需要。

【器械选择】5mm 或 8mm 器械,用于牵拉、解剖和能量装置。

【机器人仪器】

止血和能量装置(如超声刀、血管封闭器、双极、单极、血管夹等)。

抓握和解剖钳(即分离钳、马里兰、PK 等)。分离钳是一种无损伤抓具,具有最长的抓持长度(3.3cm),是理想的牵拉组织的工具。

【助手套管】

肝牵开器 5~12mm(即 12mm 桨叶状牵开器等)。

腹腔镜器械(抓持器、吸引冲洗器、血管夹等)。

(樊 华 译)

参考文献

1. Agrusa A, Romano G, Navarra G, Conzo G, Pantuso G, Buono GD, et al. Innovation in endocrine surgery: robotic versus laparoscopic adrenalectomy. Meta-analysis and systematic literature review. Oncotarget. 2017;8(60):102392–400.
2. Brandao LF, Autorino R, Laydner H, Haber GP, Ouzaid I, De Sio M, et al. Robotic versus laparoscopic adrenalectomy: a systematic review and meta-analysis. Eur Urol. 2014;65(6):1154–61.
3. Chai YJ, Kwon H, Yu HW, Kim SJ, Choi JY, Lee KE, et al. Systematic review of surgical approaches for adrenal tumors: lateral transperitoneal versus posterior retroperitoneal and laparoscopic versus robotic adrenalectomy. Int J Endocrinol. 2014;2014:918346.

4. Okoh AK, Yigitbas H, Berber E. Robotic posterior retroperitoneal adrenalectomy. J Surg Oncol. 2015;112(3):302–4.
5. Gagner M, Lacroix A, Prinz RA, Bolté E, Albala D, Potvin C, et al. Early experience with laparoscopic approach for adrenalectomy. Surgery. 1993;114(6):1120–4. discussion 1124–5.
6. Piazza L, Caragliano P, Scardilli M, Sgroi AV, Marino G, Giannone G. Laparoscopic robot-assisted right adrenalectomy and left ovariectomy (case reports). Chir Ital. 1999;51(6):465–6.
7. Gagner M, Pomp A, Heniford BT, Pharand D, Lacroix A. Laparoscopic adrenalectomy: lessons learned from 100 consecutive procedures. Ann Surg. 1997;226(3):238–46. discussion 246–7.
8. Economopoulos KP, Mylonas KS, Stamou AA, Theocharidis V, Sergentanis TN, Psaltopoulou T, et al. Laparoscopic versus robotic adrenalectomy: a comprehensive meta-analysis. Int J Surg. 2017;38:95–104.
9. Tang K, Li H, Xia D, Yu G, Guo X, Guan W, et al. Robot-assisted versus laparoscopic adrenalectomy: a systematic review and meta-analysis. J Laparoendosc Adv Surg Tech A. 2015;25(3):187–95.
10. Okoh AK, Berber E. Laparoscopic and robotic adrenal surgery: transperitoneal approach. Gland Surg. 2015;4(5):435–41.
11. Zeiger MA, Thompson GB, Duh QY, Hamrahian AH, Angelos P, Elaraj D, et al. American Association of Clinical Endocrinologists; American Association of Endocrine Surgeons. American Association of Clinical Endocrinologists and American Association of Endocrine Surgeons Medical Guidelines for the Management of Adrenal Incidentalomas: executive summary of recommendations. Endocr Pract. 2009;15(5):450–3.